ISSN 0071-1179

Ernährungsforschung

Wissenschaft und Praxis

Aus dem Inhalt:

Speise-Eis in der Diätküche
Bedeutung von Fremdstoffen
Schälen von Speisekartoffeln
Mannit als Zuckeraustauschstoff
Ernährung bei Erkrankungen
Adipositas im Kindesalter

THEORIA CUM PRAXI

Akademie-Verlag · Berlin

EVP 5,– M
31 638

Heft 3 · 1979 · Band 24

Inhalt

Herausgeber:

Zentralinstitut für Ernährung der Akademie der Wissenschaften der DDR
Direktor: Prof. Dr. habil. H. Haenel

in Zusammenarbeit mit

der Gesellschaft für Ernährung in der DDR (Vorsitzender: Prof. Dr. habil. H. Schmandke), der Arbeitsgruppe Ernährung beim Nationalen Komitee für Gesundheitserziehung der DDR (Leiter: Prof. Dr. habil. H.-A. Ketz) und dem Warenzeichenverband Diätetische Erzeugnisse der DDR (Generaldirektor: F. Schmidt).

Redaktion:

Dr. Friedbert Baum (Chefredakteur),
Dr. Jürgen Proll,
Dipl.-Journ. Richard Baier.

Anschrift der Redaktion:

Zentralinstitut für Ernährung der Akademie der Wissenschaften der DDR,
DDR-1505 Bergholz-Rehbrücke,
Arthur-Scheunert-Allee 114 – 116.

Verlag:

Akademie-Verlag, DDR-108 Berlin
Leipziger Str. 3 – 4; Fernruf 2236221 oder 2236229
Telex-Nr. 114420;
Bank: Staatsbank der DDR, Berlin, Kto.-Nr.: 6836-26-20712.
Veröffentlicht unter der Lizenznummer 1656 des Presseamtes beim Vorsitzenden des Ministerrates der Deutschen Demokratischen Republik.

Gesamtherstellung:

VEB Druckerei „Thomas Müntzer“, DDR-582 Bad Langensalza.

Erscheinungsweise:
Die Zeitschrift „Ernährungsforschung“ erscheint jährlich in einem Band mit 6 Heften. Bezugspreis je Band 60,– M zuzüglich Versandspesen (Preis für die DDR 30,– M); Preis je Heft 10,– M (Preis für die DDR 5,– M)

Bestellnummer dieses Heftes: 1091/24/3.

AN (EDV) 7821

Bezugsmöglichkeiten:

In der DDR über den Postzeitungsvertrieb, über Buchhandlungen oder den Akademie-Verlag

Im sozialistischen Ausland über den zuständigen Postzeitungsvertrieb oder eine Buchhandlung für fremdsprachige Literatur

In der BRD und Berlin (West) über eine Buchhandlung oder die Auslieferungsstelle KUNST UND WISSEN, Erich Bieber, D-7 Stuttgart 1, Wilhelmstraße 4 – 6

In Österreich über den Globus-Buchvertrieb, A-1201 Wien, Höchstädtplatz 3

In übrigen Ausland über den Internationalen Buch- und Zeitschriftenhandel; über den Buchexport, Volkseigener Außenhandelsbetrieb der Deutschen Demokratischen Republik, DDR-701 Leipzig, Postfach 160, oder über den Akademie-Verlag, DDR-108 Berlin, Leipziger Str. 3 – 4

Hinweise für Autoren

Die Manuskripte sind in Original-Maschinenschrift einseitig und zweizeilig der Redaktion einzureichen. Pro Zeile 35 oder 70 Anschläge. Der Umfang der Manuskripte sollte mit der Redaktion vereinbart sein. Abbildungen, Tabellen und Zwischentitel sind erwünscht. Es ist zweckmäßig, die Arbeit mit einer kurzen Zusammenfassung oder mit Schlußfolgerungen sowie mit Empfehlungen für die Praxis abzuschließen.
Die Redaktion behält sich eine Überarbeitung der angenommenen Manuskripte vor; größere Änderungen nur mit Einverständnis des Autors. Die Beiträge werden honoriert. Der Autor erhält kostenlos 25 Sonderdrucke seines Beitrages als Fortdrucke.

H. Haenel, H.-A. Ketz und R. Baier

ISSN 0071-1179

Carl Arthur Scheunert — Mensch und Persönlichkeit

Am 7. Juni 1979 jährt sich zum 100. Male der Tag, an dem der 1957 verstorbene Prof. Dr. phil., Dr. med. vet., Dr. med. vet. h.c., Dr. agr. h.c., Dr. agr. h.c. Carl Arthur Scheunert in Dresden geboren wurde. Dies ist uns Anlaß, dieses Mannes zu gedenken, dem die Tierphysiologie, die Tierernährung und die Ernährungswissenschaft so viel zu danken haben.

Scheunert studierte Chemie in Dresden, Leipzig und Göttingen; hier promovierte er und arbeitete als Assistent unter der Leitung des Nobelpreisträgers Wallach. Hier wurde er zu exakter, sorgfältiger Arbeitsweise und zur Kritik am eigenen experimentellen Schaffen erzogen. Die engen Kontakte zu vielen damals in Göttingen wirkenden bedeutenden Wissenschaftlern dürften seine Persönlichkeit geformt haben.

Seit 1904 war Scheunert am Physiologischen Institut der Tierärztlichen Hochschule in Dresden tätig; 1906 wurde er zum Dozenten, 1909 zum Professor ernannt. 1920 übernahm er den Lehrstuhl für Tierphysiologie an der Landwirtschaftlichen Hochschule Berlin, 1923 den Lehrstuhl für Veterinärphysiologie in Leipzig.

Seine tierphysiologischen Arbeiten befaßten sich insbesondere mit gastrointestinalen Fragestellungen; 1906 gelang ihm der Nachweis, daß die Zellulose nicht durch Enzyme der Verdauungssäfte, sondern der von Mikroorganismen abgebaut wird. Damit erkannte er erstmals den Fall einer Symbiose beim höheren Tier.

Grundlegend waren seine Untersuchungen über die Vorgänge im Enddarm, mit denen er die Bedeutung der Darmflora zu ergründen suchte. Hieraus erwuchsen seine späteren Arbeiten zur Erforschung der mikrobiellen Vitaminsynthese im tierischen Organismus. Im Laufe der Jahre verlagerte er seine Arbeiten stärker auf Fragen der Tier- und dann der Humanernährung.

Schließlich standen Arbeiten zur Vitaminologie im Vordergrund, Untersuchungen über die Wirkung der Vitamine, den Vitamingehalt von Lebens- und Futtermitteln oder über den Bedarf von Mensch und Tier an diesen lebenswichtigen Stoffen. Die auf diesem Gebiet erzielten Erfolge führten 1942 zur Gründung einer Anstalt für Vitaminprüfung und Vitaminforschung in Leipzig, deren Präsident er wurde.

1948 wurde Scheunert nach Potsdam-Rehbrücke berufen, um die Leitung

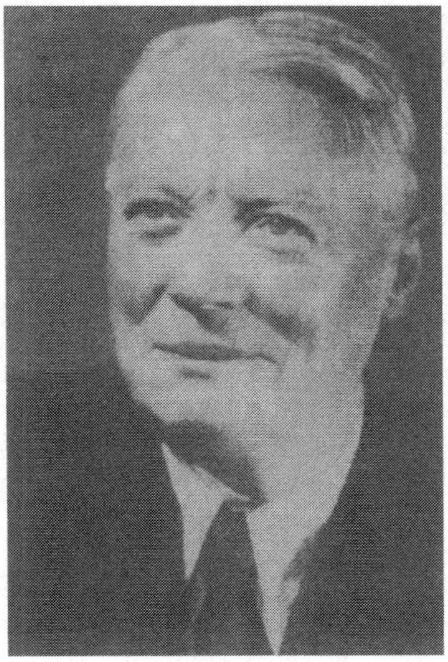

des 1946 von der Sowjetischen Militäradministration durch den für die Ernährungsforschung der DDR richtungsweisenden Befehl 168 gegründeten Instituts für Ernährungs- und Verpflegungswissenschaft zu übernehmen. Der von Leipzig nach Rehbrücke überführten „Vitaminanstalt" stand er ebenfalls vor.

Damit stand Scheunert auf dem Höhepunkt seines Lebenswerkes. Der Aufbau und die Entwicklung dieser beiden großzügig gedachten Institute stellten mit den Schwierigkeiten von Neubauten und Einrichtungen, Gewinnung eines Mitarbeiterstabes, Einleitung und Anleitung der wissenschaftlichen Arbeit an die Tatkraft Scheunerts besondere Anforderungen. Es gelang dem Siebzigjährigen in wenigen Jahren, nach seinen Ideen und Plänen zwei große Forschungsinstitute von Grund auf zu schaffen — — eine ungewöhnliche Leistung unter den schwierigen Bedingungen der Nachkriegszeit.

In diesen beiden Einrichtungen konnten zentral die vielschichtigen Probleme der Ernährungsforschung bearbeitet werden. Konsequent vertrat er hier die Konzeption von der Einheit von Nahrung und Ernährung des Menschen; diese Konzeption gilt nach wie vor für die Ernährungsforschung in der DDR.

Scheunert hat sein wissenschaftliches Werk in über 700 Veröffentlichungen niedergelegt, er wirkte an der Abfassung von Handbüchern mit und war an der Herausgabe von Büchern und Zeitschriften beteiligt. Seinem Bestreben war es zu danken, daß die beiden Rehbrücker Institute 1957 vereinigt und als das heutige Zentralinstitut für Ernährung in die Akademie der Wissenschaften der DDR eingegliedert wurden.

Die Leistungen Scheunerts wurden vielfach anerkannt: Der Nationalpreis 1. Klasse, der Titel „Hervorragender Wissenschaftler des Volkes" und drei Ehrendoktortitel zählen zu den wesentlichsten Auszeichnungen. Er wirkte lange Zeit als Vizepräsident der Akademie der Landwirtschaftswissenschaften der DDR, war Ordentliches Mitglied der Akademie der Wissenschaften der DDR, Mitglied der Deutschen Akademie der Naturforscher Leopoldina. Auswärtiges Mitglied der Königlich Schwedischen Akademie der Landwirtschaftswissenschaft und Ordentliches Mitglied der Sächsischen Akademie der Wissenschaften.

Aus der Fülle seiner Aufgaben resultierten Scheunerts umfassenden Kenntnisse der Zusammenhänge. Aus der Ganzheitsbetrachtung entwickelte er sich und seinen Mitarbeitern die Ziele neuer Arbeiten, gab er Anregung und Rat und ordnete das einzelne in das große Bild ein. Dieser mit Pflichten überlastete Gelehrte hatte immer Zeit für die, welche seinen Rat und seine Hilfe brauchten. Er glich aus, erzog durch sein Beispiel, ließ eigene Wege gehen; er hatte Geduld, er besaß das Vertrauen und die Zuneigung seiner Mitarbeiter in einem besonderen Maße.

Erinnerungen an einen so hervorragenden Menschen, eine große Forscherpersönlichkeit wachzurufen, ist eine ehrenvolle Aufgabe.

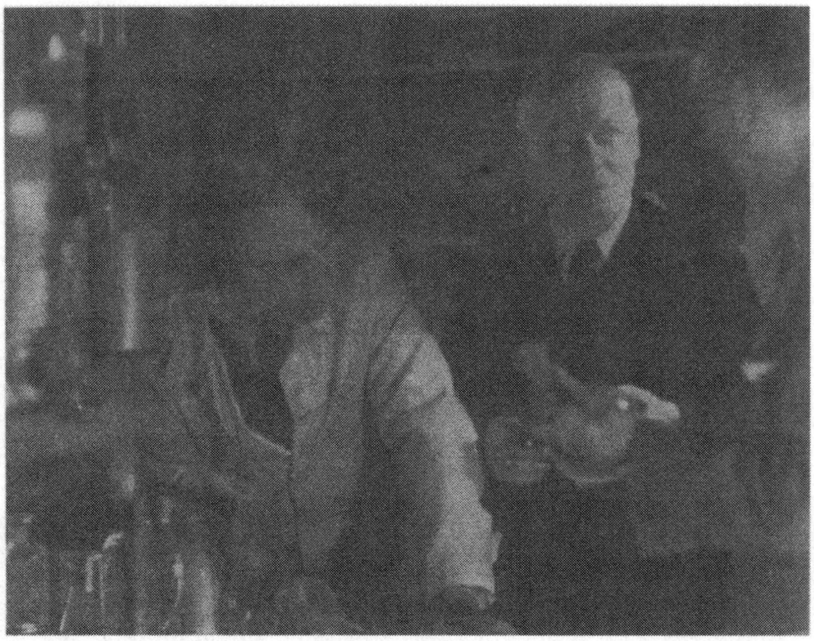

Die Jahre des Aufbaues der Rehbrücker Institute brachte eine Vielzahl von Problemen, die der Organisator und Praktiker Scheunert meistens unverzüglich an Ort und Stelle besprach

Aus allen persönlichen Erinnerungen und Beschreibungen geht deutlich hervor: C. A. Scheunert war ein liebenswürdiger, bescheidener und geselliger Mensch; einige Begebenheiten sollen das belegen.
Wenn Feste gefeiert wurden — und das war im Institut und in seiner Familie nicht selten — war er von Anfang an dabei, kümmerte sich schon um den Ablauf der Vorbereitungen, feierte und lachte gern mit. Und nach Goethes Worten

Ich liebe mir den heitern Mann
Am meisten unter meinen Gästen.
Wer sich nicht selbst zum besten haben kann,
Der ist gewiß nicht von den besten . . .

. . .ließ er sich gern zum besten halten, oder um es mit seinen Worten zu sagen, gern mal auf die Schippe nehmen!
In diesem Sinne wurden seine wissenschaftlichen Erkenntnisse und Verdienste bei Institutsveranstaltungen oft mit viel Humor und Witz kommentiert.
Als er sich Anfang der 50er Jahre für eine bessere Qualität der Margarinesorten einsetzte, erhielt er bei der nächsten Gelegenheit die neue Marke präsentiert: eine Riesenattrappe eines Margarinewürfels mit der Bezeichnung „SCHEUNELLA" — — — und um das Gaudium auf die Spitze zu treiben, stand als Untertitel „Inhalt: Vitamine A bis Z".
Ein anderes Mal wurde ihm sein Lieblingsversuchstier überreicht: Kinder von Mitarbeitern stellten eine übergroße „lebendige" Ratte dar. All diese Dinge nahm er nicht nur mit großem Humor entgegen, sondern wußte mit viel Geist und Esprit zu „kontern", so daß er sogar in Sachen Satire als Ratgeber aufgesucht wurde, wenn Mitarbeiter für einen spaßigen Vortrag noch „Stoff" brauchten.
Außer an diese seine fröhliche Geselligkeit erinnern sich viele seiner ehemaligen Mitarbeiter an seine Großzügigkeit und Hilfsbereitschaft, vornehmlich in den schweren Jahren der Nachkriegszeit und des Wiederaufbaus, wo viele Dinge — die der heutigen Generation zur Selbstverständlichkeit geworden sind — keineswegs zu den Alltäglichkeiten gehörten.

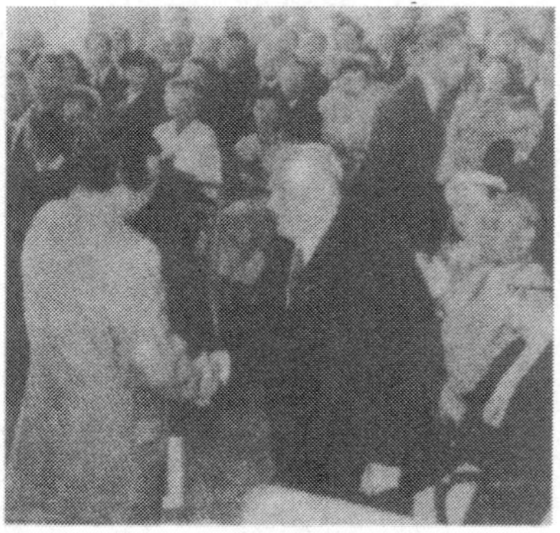

Ein Amateurschnappschuß: Glückwunsch für den 75jährigen durch die Institutsmitarbeiter

Bekannt waren seine „Bohnenkaffee-Spenden" für feiernde Kollektive, vor nunmehr dreißig Jahren nicht nur eine kostspielige, sondern durch die Rarität auch äußerst seltene Angelegenheit. Scheunert ließ es sich nicht nehmen, in das in jenen Jahren oft unter schwierigsten Umständen mit seiner Unterstützung zustande gekommene Kinderferienlager des Instituts zu fahren. Den Kuchen brachte er mit, ließ Kakao kochen und sorgte zudem noch für

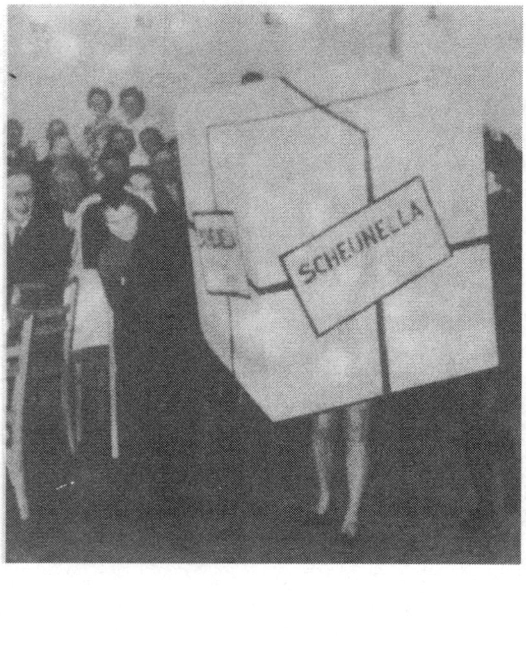

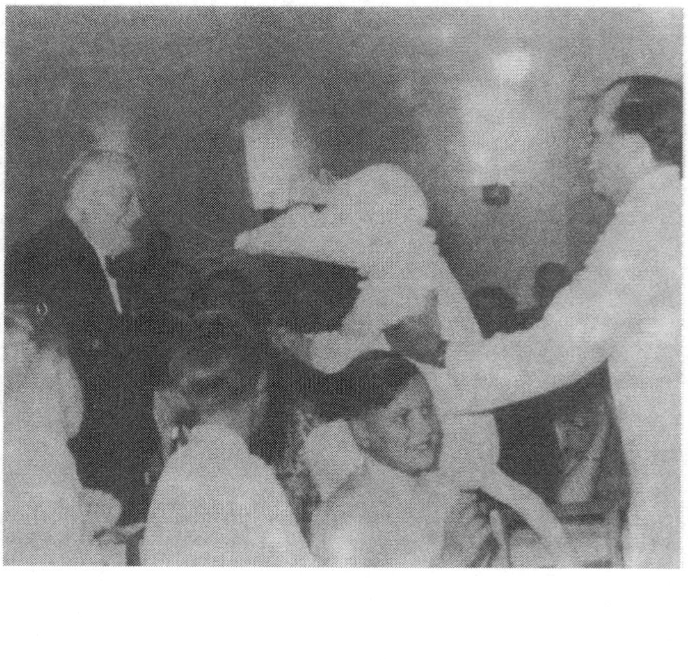

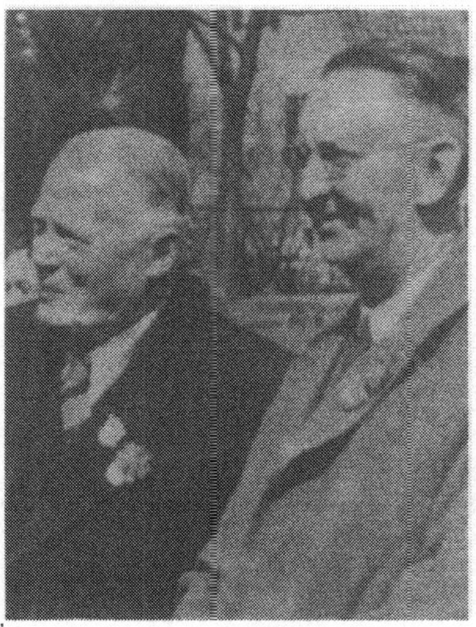

Prof. Scheunert mit seinem engsten Mitarbeiter und Freund Prof. Täufel während einer Maidemonstration in der Gemeinde Bergholz-Rehbrücke, die sein Wirken für Gesellschaft und Wissenschaft durch die Benennung der Hauptstraße in „Arthur-Scheunert-Allee" würdigte

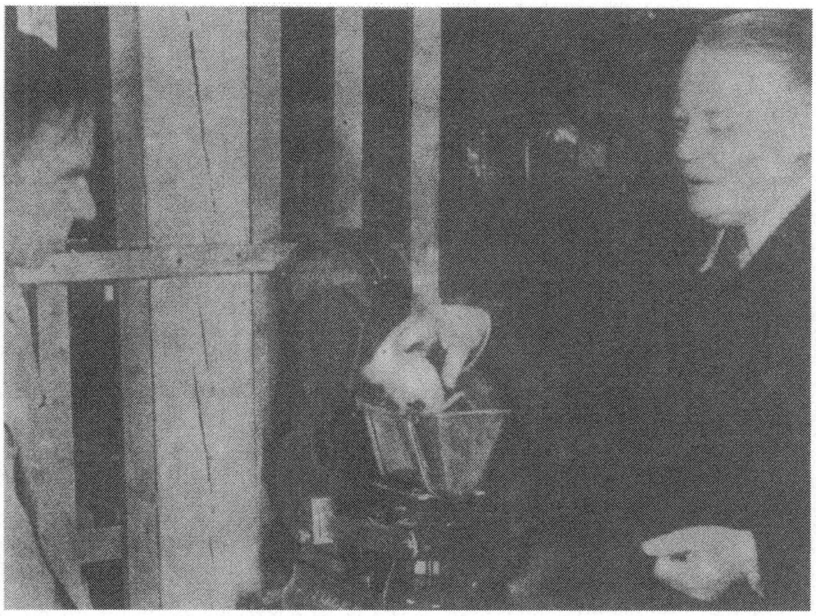

Praktische Tätigkeit und ständige Kontakte an den Arbeitsplätzen aller Kollektive schufen herzliche persönliche Beziehungen und ein großes Vertrauensverhältnis

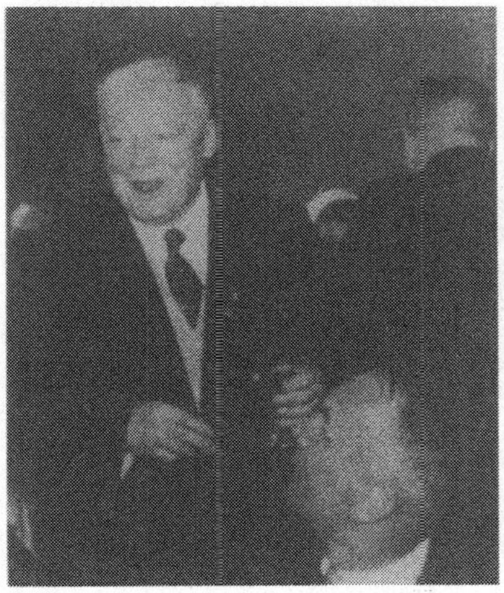

So kannten ihn die Mitarbeiter bei Geselligkeiten . . .

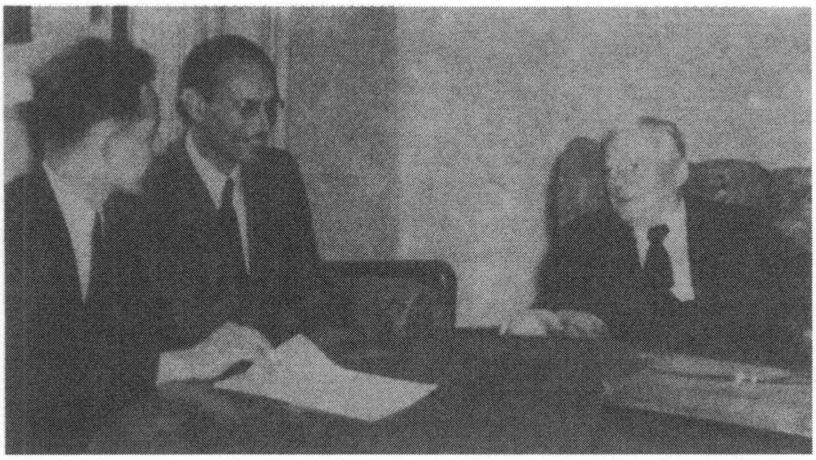

Diskussionen wie auch fordernde und fördernde Aussprachen mit jungen Wissenschaftlern und ihren unmittelbaren Vorgesetzten gehörten zum regelmäßigen Arbeitspensum

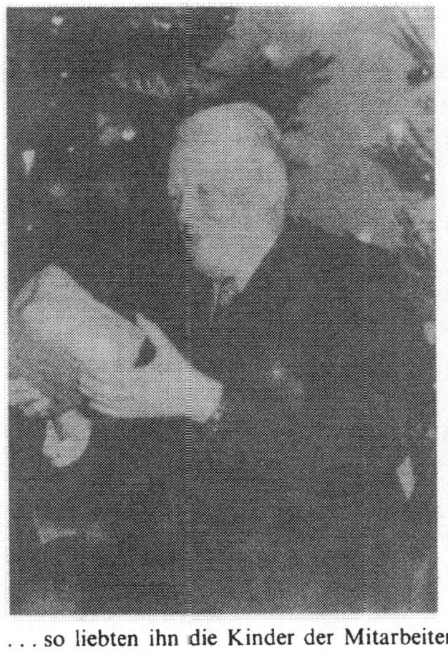

. . . so liebten ihn die Kinder der Mitarbeiter

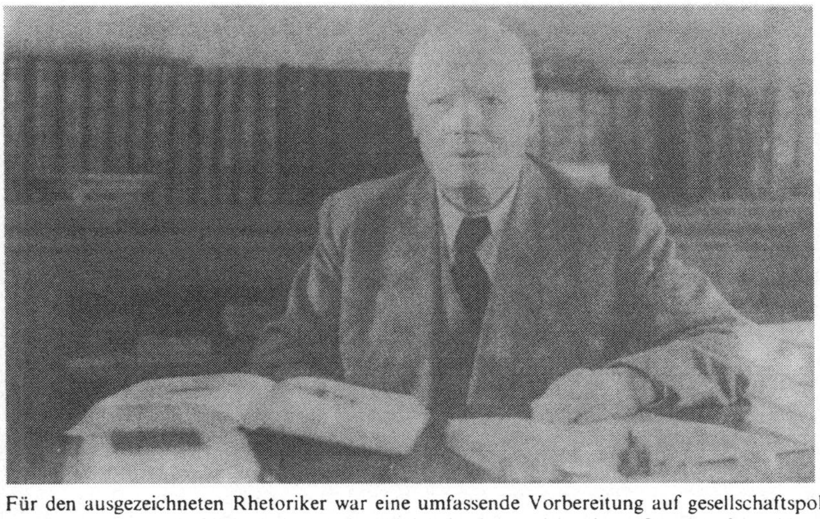

Für den ausgezeichneten Rhetoriker war eine umfassende Vorbereitung auf gesellschaftspolitische und wissenschaftliche Beiträge eine Tätigkeit, der er sich mit größter Sorgfalt widmete und bei der er sich jede Störung oder Unterbrechung verbat. So ging er sehr oft am eigenen Schreibtisch „in Klausur"

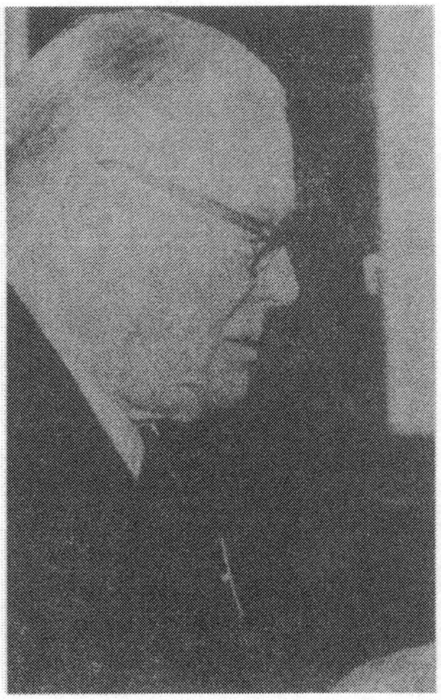

Der Delegierte des II. Weltfriedenskongreßes 1951 in Warschau

manche Überraschung für die Kinder, für die er auch zu anderen Anlässen ein weites Herz hatte. Am Verteilen der Weihnachtspakete für die Kinder der Institutsangehörigen beteiligte er sich selbst und in manchem Paket lag ein kleines persönliches Geschenk.

Vor der Gründung der LPG Bergholz-Rehbrücke galt seine besondere Fürsorge den Arbeiterinnen und Arbeitern des „Weidehofes", eines ehemaligen Bauernhofes, der dem damaligen Institut als Versuchsgut und als Lebensmittellieferant zugeteilt worden war. Dort standen in den schweren Anfangs- und Aufbaujahren nur wenige Maschinen zur Verfügung, war schwere körperliche Arbeit und Einsatz unter erschwerten Bedingungen an der Tagesordnung, wirkte sich längerer Arbeitsausfall durch Krankheit für den einzelnen noch sehr spürbar aus. Viele Dinge, die damals noch ertragen werden mußten und erst nach schwierigen Aufbaujahren überwunden wurden, sind für Menschen unserer Tage, vor allem für die Jugend, nur schwer verständlich. Die Errungenschaften unserer Werktätigen, die in der Vergangeheit in mühevoller Arbeit geschaffenen Werte sind schließlich die Basis für viele sozialpolitische Maßnahmen der Gegenwart. Davon träumte man damals noch, und es bedurfte auch solcher Persönlichkeiten wie Scheunert, die über den klaren Blick auf das künftig zu Erreichende nicht das Gegenwärtige vergaßen: das Helfenmüssen an Ort und Stelle. So steuerte Scheunert aus privaten Mitteln manchen Zuschuß für die erkrankten Arbeiterinnen und Arbeiter des „Weidehofes" bei, um — wie er einmal formulierte — „den Anschluß an die nächste geldliche Ernte zu schaffen".

Aber es gab auch den „anderen" Scheunert. So liebenswürdig und hilfsbereit er sein konnte, so kurz entschlossen unfreundlich war er, wenn die Pünktlichkeit bei wichtigen Veranstaltungen verletzt wurde oder wenn er Züge von Lethargie bei einem Mitarbeiter feststellte.

Scheunert hatte während der Arbeit — und seine Arbeitskraft war bis in das siebente Lebensjahrzehnt ungebrochen und fast unerschöpflich — für fachliche, aber auch persönliche Probleme seiner Mitarbeiter stets ein offenes Herz und offene Ohren. Mensch und Persönlichkeit vereinigten sich in der Person Scheunerts ganz im Sinne unserer Weltanschauung:

„. . . *ohne die Arbeit hervorragender Persönlichkeiten ist die Entwicklung von Wissenschaft und Kultur nicht denkbar. Die größten unter ihnen zeichnet aus, daß sie die Wissenschaft und die Kultur nicht nur mit ihrem unvergänglichen Werk bereicherten, sondern stets mit der ganzen Kraft ihrer Persönlichkeit für die humanistische Nutzung ihrer schöpferischen und revolutionären Ideen eintraten.*"

Das gesellschaftspolitische Engagement bildete einen weiteren charakteristischen Ausdruck seiner Persönlichkeit. Er wirkte maßgeblich beim Aufbau der Friedensbewegung in den ersten Jahren unserer Republik mit, war führend im Friedenskomitee der DDR tätig und verzeichnete als einen Höhepunkt seine Teilnahme am II. Weltfriedenskongreß 1951 in Warschau als Mitglied der Delegation unserer Republik. In einem Aufruf schrieb er:

„Auch dem Forscher werden noch in vielen Ländern der Welt durch die Möglichkeit und das Vorhandensein kriegerischer Auseinandersetzungen sehr wesentliche Voraussetzungen genommen, seine Erkenntnisse und Entdeckungen über die Gesetzmäßigkeiten in Natur, Volk und Gesellschaft in den Dienst des Fortschritts zu stellen und durch seine Schöpfungen mitzuhelfen, das menschliche Leben reicher und glücklicher zu gestalten . . ."

Carl Arthur Scheunert gehörte zu den großen, bahnbrechenden Gelehrten und Forschern unserer Zeit. Er betrieb die Wissenschaft nicht um ihrer selbst willen; er diente — gemäß seinem Wahlspruch „Salus publica suprema lex" — den Grundlagen der Volksernährung als einer entscheidenden Voraussetzung der Volksgesundheit. In unserer Republik hat er einen ehrenvollen Platz als eine Persönlichkeit, die einen wesentlichen Beitrag zur Entwicklung unserer Ernährungsforschung geleistet hat.

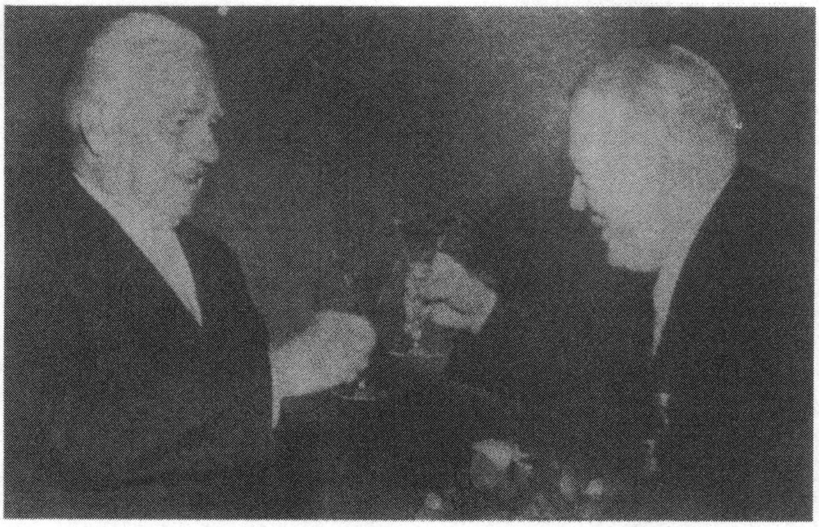

Eine denkwürdige Stunde und die Krönung des Lebenswerkes Scheunerts: der Präsident der Deutschen Demokratischen Republik, Wilhelm Pieck, verleiht am 9. Juni 1954 in seinem Amtssitz Niederschönhausen dem im Jahr zuvor mit dem Nationalpreis ausgezeichneten Gelehrten den Ehrentitel „Hervorragender Wissenschaftler des Volkes". Nach der Auszeichnung trank Präsident Wilhelm Pieck mit dem verdienten Wissenschaftler auf weitere erfolgreiche Arbeit

Prof. Dr. H. Haenel
Prof. Dr. H.-A. Ketz
Dipl.-Journ. R. Baier
Zentralinstitut für Ernährung
der AdW der DDR
Potsdam-Rehbrücke

K. Sodemann

Mannit als Zuckeraustauschstoff

Fruktose sowie die Zuckeralkohole Sorbit und Xylit haben im Verlaufe von Jahren eine festen Platz in der Diätetik gefunden. Als Saccharoseaustauschstoffe werden sie zum Süßen von Speisen, Getränken und Lebensmitteln eingesetzt. Sorbit hat zur Zeit in der DDR und auch in anderen Ländern wohl die breiteste Anwendung. Fruktose wird vorwiegend in der Infusionstherapie und auch zur Herstellung von Kakaoerzeugnissen verwendet. Der Einsatz von Xylit ist in der DDR vorgesehen. Da Fruktose, Sorbit und Xylit neben ihrer laxierenden Wirkung auch noch metabolische Nebenwirkungen haben, sollte die Verwendung von Mannit als Zuckeraustauschstoff ohne diese Nebenwirkungen zumindest erwogen werden.

Vorkommen und Eigenschaften

D-Mannit ist ein Zuckeralkohol mit der Formel

$$C_6H_{14}O_6$$

(Strukturformel siehe Abbildung 1).

Er ist in der Natur sehr weit verbreitet und im Saft von Pflanzen der Oleaceae, in Pilzen und Algen enthalten. Das Molekulargewicht beträgt 182,2.

D-Mannit entsteht durch Reduktion aus D-Mannose oder Fruktose. Es ist ein süßschmeckendes kristallines Pulver, das leicht in Wasser und wenig in Alkohol löslich ist.

Mannit wird im Dünndarm passiv und natriumunabhängig resorbiert [1, 6, 7]. Die Resorption erfolgt langsam. Nach einmaliger Gabe von 10 bis 20 g Mannit, die oral verabreicht werden, wirkt es abführend [4, 5]. Nach intravenöser Injektion wird Mannit zu 80 bis 100% glomerulär filtriert. Es wird nicht rückresorbiert und im Urin ausgeschieden [2, 4, 5]. Bis zu einem arteriellen Mitteldruck von 30 Torr wird eine ausreichende Salz- und Wasserausscheidung durch

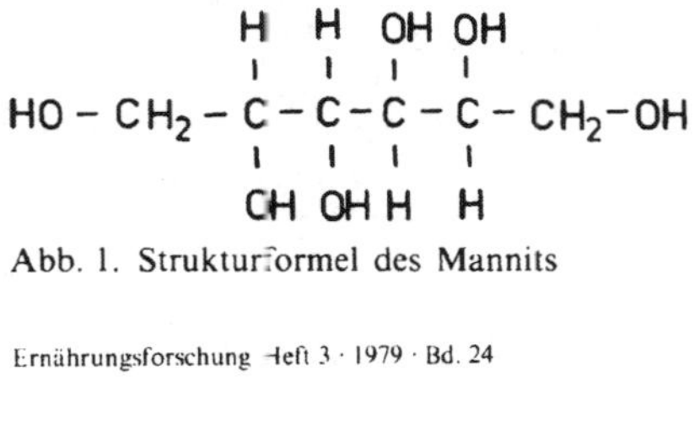

Abb. 1. Strukturformel des Mannits

Mannit gewährleistet. Mannit regt außerdem die Nierendurchblutung an. Es hemmt die Wasserreabsorption im Tubulussystem und verhindert durch Bildung eines hypotonen Filtrates die Auslösung eines Natriumrückkopplungsmechanismus. Es eignet sich deshalb gut zur Prophylaxe und Therapie funktioneller Schäden, wie sie z. B. bei Nierenerkrankungen oder Operationen auftreten können, oder zur Anregung einer forcierten Diurese nach Intoxikationen, Verbrennungen sowie zur Behandlung generalisierter oder lokaler Ödeme [2, 3].

Nach Gaben von Glukose wird bekanntlich ein deutliches Ansteigen der Blutglukose und des Seruminsulins beobachtet. Fruktose, Sorbit und Xylit bewirkten nach oraler oder intravenöser Applikation bei Gesunden keinen Anstieg der Blutglukose und des Seruminsulins; bei Diabetikern wird zumindest nach Fruktose und Sorbit ein Blutzuckeranstieg beobachtet. Mannit dagegen führt sowohl bei stoffwechselgesunden Probanden [4, 5, 8, 9] als auch bei Diabetikern zu keiner Erhöhung der Blutglukose.

Im Vergleich zu Fruktose, Sorbit und Xylit hat Mannit keinen signifikanten Einfluß auf die Serumkonzentration von freien Fettsäuren, Laktat, Pyruvat und Harnsäure. Es führt außerdem nicht zum Anstieg von Bilirubin und Transaminasen im Serum. Mannit erweist sich somit im Vergleich zu Fruktose, Sorbit und Xylit als günstiger, weil es die genannten Stoffwechselparameter nicht beeinflußt und somit metabolisch besser ist. Nach Zufuhr von Fruktose, Sorbit und Xylit wurde hingegen ein deutlicher Anstieg der Laktat- und Pyruvatkonzentration im Serum gefunden, außerdem wurde eine Erhöhung des Serumbilirubins und der Serumharnsäure-Konzentration beobachtet [9]. Dieses Verhalten auf die verschiedenen Stoffwechselparameter hatte dazu geführt, daß Dosierungsgrenzen (0,25 g/kg Körpergewicht/Tag für die Infusionstherapie und 30 g/Tag peroral) festgelegt wurden.

In der Infusionstherapie sind Nebenwirkungen des Mannit hinsichtlich verschiedener Stoffwechselparameter nicht zu erwarten. Jedoch spielen hier die Nebenwirkungen der Mannitdiurese eine wichtige Rolle. Sie beruhen auf renalen Elektrolyt- und Flüssigkeitsverschiebungen im intra- und extrazellulären Raum. Es ist deshalb erforderlich, bei Mannitlösungen auf die Elektrolytkonzentration zu achten und bei ihrer Anwendung den Mineralstoffhaushalt zu kontrollieren und Natrium bzw. Kalium zu substituieren.

Praktische Anwendung

Mannit hat im Vergleich zur Saccharose (= 1) eine relative Süßkraft von 0,5. Sie entspricht damit weitgehend der des Sorbits. Der Energiewert ist etwas niedriger als der von Saccharose, Xylit und Sorbit (Tabelle 1). Da Mannit zahlreiche Stoffwechselparameter nach oraler und intravenöser Gabe nicht beeinflußt, erweist es sich als Zuckeraustauschstoff besonders günstig. Nachteilig ist aber die abführende Wirkung, die nach einmaliger Dosis von 10—20 g [4, 5] in Erscheinung tritt. Deshalb sollte eine tägliche Menge von z. B. 20 g pro Tag nicht überschritten werden.

Auf Grund seiner guten Löslichkeit und

Tabelle 1

Bewertung von Zuckern und Zuckeralkoholen*

Substanz	relative Süße (Saccharose = 1)	relativer Gehalt an verdaulicher Energie (Saccharose = 1)
Fruktose	1,4	1
Xylit	1,15	0,9
Saccharose	1	1
Glukose	0,6	1
Sorbit	0,5	0,9
Mannit	0,5	0,8
Laktose	0,25	1

* nach Grütte, F.-K.: Ernährungsforschung **19** (1974) 163

seinem angenehmen süßen Geschmack eignet sich Mannit gut zum Einsatz in Süß- und Feinbackwaren, die von der Lebensmittelindustrie für Diabetiker hergestellt werden.
Es muß jedoch beachtet werden, daß Mannit als Zuckeraustauschstoff nicht mit Sorbit wegen evtl. potenzierter abführender Wirkung kombiniert werden sollte. Auch Kombinationen mit Xylit sind deshalb ebenfalls als ungünstig anzunehmen. Kombinationen von Mannit mit Saccharin bzw. mit Zyklamat sollten erwogen werden.
In der Infusionstherapie ist die täglich zu infundierende Mannitdosis auf 1,5 g pro kg Körpergewicht/24 h zu begrenzen und soll bei ausreichenden Harnvolumina 50—150 mg/h nicht überschreiten [2].

Schlußfolgerungen

Der Zuckeralkohol Mannit ist ein weißes süßschmeckendes kristallines Pulver, das gut in Wasser löslich ist. Er bewirkt keine Erhöhung der Glukosekonzentration im Blut oder Stimulation der Insulinsekretion. Es verhält sich nach unseren bisherigen Kenntnissen bezüglich seiner Stoffwechselwirksamkeit günstiger als Fruktose, Sorbit und Xylit. Nachteilig ist aber die abführende Wirkung, die den Einsatz begrenzt. Die tägliche Dosis sollte mit 20 g/Tag festgelegt werden. Entsprechende Hinweise sollten ähnlich wie bei Sorbit auf den Abpackungen aufgedruckt werden.

Literaturhinweise

[1] Fordtran, J. S., F. C. Rector, F. M. Ewton et al: Permeability characteristics of the Human small Intestine; J. clin. Invest. **44** (1965) 1935

[2] Hartig, W.: Moderne Infusionstherapie: 2. Auflage, J. A. Barth-Verlag, Leipzig 1973

[3] Hierholzer, K. und U. Hegel: Osmotische Diurese; Med Klinik **66** (1971) 255

[4] Haslbeck, M., K. Gerbitz und H. Mehnert: Untersuchungen zur Beeinflussung des Stoffwechsels durch Mannit im Vergleich zu anderen Zuckern und Zuckeralkoholen; Verhandlungen der Dtsch. Gesellsch. f. Inn. Med., 78. Kongreß, Wiesbaden 1972; J. F. Bergmann, München

[5] Jahnke, K.: Metabolische und klinische Aspekte der Kohlenhydrate in der Ernährung; Wiss. Arbeitstag. der Dtsch. Diabetes Gesellsch., Bad Neuenahr 1973; Verlag Kirchheim und Co. GmbH, Mainz

[6] Lang, K.: Biochemie der Ernährung; 3. Auflage, Dr. D. Steinkopff Verlag, Darmstadt 1974

[7] Laube, H.: Kohlenhydrate in der Ernährung; Urban u. Schwarzenberg, München—Berlin(West)—Wien

[8] Montague, W. and K. W. Taylor: Pentitols and Insulin Release by Isolated Rat Islets of Langerhans; J. Biochem. **109** (1968) 333

[9] Retzel, G. und G. Rubacher: Definierte Monosaccharide und Zuckeralkohole in der Ernährung, Therapie und Diätetik; Beiheft Nr. 15 (1976) zur Internat. Z. f. Vitamin- und Ernährungsforschung, Verlag H. Huber, Bern—Stuttgart—Wien

Dr. med. K. Sodemann
Zentralinstitut für Diabetes
„Gerhardt Katsch"
Karlsburg

R. Weiner

Ernährung nach Cholezystektomie

Die operative Entfernung der Gallenblase (Cholezystektomie), z. B. beim Gallensteinleiden, gehört neben den Bruchoperationen (Herniotomien) zu den häufigsten zeitlich geplanten Eingriffen in der Chirurgie.
Operationen in der Bauchhöhle, insbesondere an Organen des Verdauungstrakts, führen zu vorübergehenden Störungen der Verdauung, der Resorption und des Weitertransports der Nahrung. Die Nährstoffverwertung ist ebenfalls verändert. Die Operation wirkt ebenso wie eine größere Verletzung als „Streß" auf den Organismus. Dabei kommt es zur Ausschüttung von Hormonen aus verschiedenen inneren Drüsen (z. B. der Nebennierenrinde), die den Stoffwechsel entscheidend beeinflussen.
Die Auswirkungen besitzen im Rahmen des Kohlenhydratstoffwechsels in vielerlei Hinsicht Gemeinsamkeiten mit den Stoffwechselveränderungen beim Diabetes mellitus.
Dieser Zustand wird unter normalen Verhältnissen bei kleinen (Bruchoperationen) und mittelschweren Eingriffen (Cholezystektomie) in Abhängigkeit von der Operationsdauer und dem Alter der Patienten innerhalb weniger Tage völlig überwunden. In einigen Fällen kann sich jedoch aus diesem normalen Übergangsstadium durch eingetretene Komplikationen ein Zustand mit echtem Krankheitswert entwickeln. Aus diesem Grunde ist die stetige Kontrolle der Magen- und Darmfunktion Frischoperierter durch den Arzt von großer Wichtigkeit.
Nach Operationen im Bauchraum wird eine Nahrungskarenz bis zum Nachweis des Wiedereinsetzens einer ausreichenden Darmbewegung eingehalten. Der Grund für dieses Vorgehen liegt in der durch vielfältige Faktoren ausgelösten Darmträgheit begründet. Wenn diese Nahrungskarenz längere Zeit (z. B. bis zu 3 oder 4 Tagen) notwendig ist, muß in der Zwischenzeit für eine parenterale Ernährung gesorgt werden [1]. Bei der komplikationslosen Cholezystektomie, die eine Nahrungskarenz von nur 1 bis 2 Tagen benötigt, ist dies nicht erforderlich.

Voraussetzungen für die Wiederaufnahme der Ernährung nach Bauchoperationen

Die Frage nach dem Wiederbeginn der normalen Nahrungsaufnahme wird unterschiedlich beantwortet.
Folgende Voraussetzungen müssen gegeben sein, um nach der Operation mit einer Nahrungsaufnahme beginnen zu können:

- Die weitgehende Normalisierung der durch den operativen Eingriff gestörten Bewegungsaktivität des Magen-Darm-Trakts.
- Eine genügende Aktivität der Enzyme des Magen-Darm-Kanals und der mit ihm verbundenen Verdauungsdrüsen zur Verdauung der Nahrung.

- Eine ausreichende Resorption der Nahrungsbestandteile durch die Darmwand in das Körperinnere.

Der Arzt kann sich mit Hilfe einfacher klinischer Untersuchungen und einer genauen Beobachtung der Frischoperierten ständig einen Überblick über die Bewegungsaktivität des Darms verschaffen. Über den Zustand der Verdauungsfunktion lassen sich jedoch keine zuverlässigen Aussagen machen.

Eigene klinisch-experimentelle Untersuchungen konnten nachweisen [2], daß zwischen der Normalisierung der Nährstoffresorption und dem Wiedereinsetzen einer ausreichenden Darmbewegung nach Cholezystektomie enge Wechselbeziehungen bestehen. Beide Darmfunktionen scheinen sich unter normalen Verhältnissen zeitlich parallel zu normalisieren Es ist somit für praktische Belange gerechtfertigt, beim sicheren Nachweis einer ausreichenden Darmbewegung mit einer Nahrungszufuhr über den Magen-Darm-Kanal zu beginnen.

Ernährung während des Klinikaufenthalts

Es gibt kein starres Schema in der Ernährung Frischoperierter. Die Ernährungsrichtlinien und die Zusammensetzung von Krankendiäten sind in den Kliniken nicht einheitlich.

Nach der Cholezystektomie läßt sich in der Regel am 2. Tag nach der Operation eine ausreichende Bewegungsaktivität des Magen-Darm-Traktes nachweisen. Ihr Ausmaß hat jedoch noch nicht den Normalzustand erreicht.

Die Dünndarmresorption ist zu diesem Zeitpunkt noch deutlich eingeschränkt und beträgt für das Kohlenhydrat D-Xylose nur etwa 50% des ursprünglichen Ausmaßes [2]. Da sich die Flüssigkeitsresorption schneller als die Kohlenhydrat- oder die Fettresorption normalisiert, erscheint eine postoperativ sich steigernde Flüssigkeitszufuhr in Form von Tee beim Nachweis von Darmbewegungen als bedenkenlos. Am 2. postoperativen Tag kann in der Regel mit einer aufbauenden oro-enteralen (Mund — Darm) Ernährung in Form von Schleim und fettarmen Suppen begonnen werden.

Bis zum 4. Tag nach Cholezystektomie haben sich unter physiologischen Bedingungen die Bewegungsaktivität und die Kohlenhydratresorption völlig normalisiert. Eine fettarme Galleschonkost wird von den meisten Patienten zu diesem Zeitpunkt ohne Schwierigkeiten vertragen.

Ernährung nach Klinikentlassung für die ersten 3 bis 6 Monate

Grundsätzlich sollten in der Folgezeit nach der Entlassung aus der Klinik folgende Grundregeln in der Ernährung beachtet werden:

1. fettarme Ernährung
2. keine blähenden Speisen
3. keine starken Alkoholika
4. keine stark gewürzten Speisen
5. regelmäßige und kleine Mahlzeiten

Folgende Nahrungsmittel können bedenkenlos zu sich genommen werden:

Gemüse: Junge Karotten, Spargel, Tomaten, Schwarzwurzeln; Obst in gekochtem Zustand und als Früchtegelees; Mehlspeisen und Suppen, sofern sie mit Butter zubereitet sind; Butter bis zu 50 g täglich; mageres Kalbfleisch und Rindfleisch; magerer Kochfisch (Zander, Steinbutt); Weiß- und Kochkäse; Getränke: Pfefferminztee, Buttermilch, Obstsäfte, Bier in begrenzten Mengen.

Folgende Nahrungsmittel sind grundsätzlich zu meiden:

Geräucherte Speisen (geräucherte Wurst, geräucherter Fisch), fette Speisen (fette Wurst, Speck, Entenbraten, Ölsardinen, Aal), blähende Gemüse (Wirsing-, Weiß-, Rot- und Grünkohl, Erbsen, Linsen, Bohnen . . .), Gurkensalat, süßes Konfekt, schwere Mehlspeisen, Marzipan, Schokolade, frisches Brot und Hefegebäck, rohes Obst mit Schalen und Kernen, desgleichen Mandeln, Feigen und Nüsse.

Erst allmählich sollte das Ernährungsspektrum wieder schrittweise erweitert werden. Damit wird dem Organismus die Möglichkeit zur weiteren Normalisierung bisher gestörter Funktionen eingeräumt. Die Einhaltung von Diätrichtlinien für einen individuell unterschiedlich langen Zeitraum nach der Operation ist für die Entwicklung einer völligen Beschwerdefreiheit von großer Bedeutung.

Literaturhinweise

[1] Hartig, W.: Moderne Infusionstherapie — Parenterale Ernährung; 4. Auflage, J. A. Barth, Leipzig 1978

[2] Weiner, R., R. Matkowitz, W. Hartig, G. Conradi und R. Laue: Postoperative Dünndarmresorption nach Cholezystektomie; Zeitschrift für experimentelle Chirurgie, in Vorber.

Dr. med. R. Weiner
Bezirkskrankenhaus St. Georg
I. Chirurgische Klinik
Leipzig

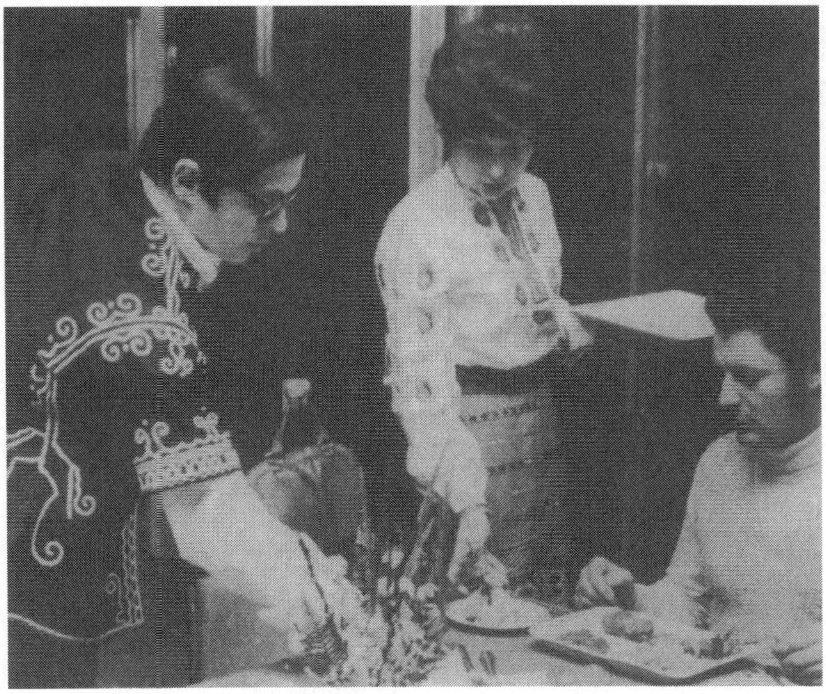

Zu einer „Woche der bulgarischen Küche" hatte das Restaurant des Berliner Centrum-Warenhauses eingeladen Fünf bulgarische Serviermeister präsentierten den Berlinern Spezialitäten ihrer Heimat, die von bulgarischen Köchen zubereitet wurden. Für musikalische Unterhaltung sorgte in der zeitweiligen Nationalitätengaststätte ein bulgarisches Folklore-Ensemble

U. Roghan

Ernährungsempfehlungen für Kranke

Ratschläge für eine richtige Ernährung bei Herz-, Gefäß- und Kreislaufleiden

Liebe Patienten!

Ihre Lebens- und Ernährungsweise beeinflußt das Entstehen und den Verlauf dieser Leiden. Deshalb beherzigen Sie die ärztlichen Ratschläge, die dem Arterioskleroseschutz ebenso wie der Entlastung von Herz und Kreislauf dienen!
Essen Sie knapp! Übergewicht schadet. Kontrollieren Sie wöchentlich ihr Gewicht: Es sollte Ihre Größe in Zentimetern abzüglich 100 = . . . kg nicht übersteigen. Streben Sie es an!
Sparen Sie mit Fett! Überreichlicher Fettgenuß fördert die Arteriosklerose schon in jungen Jahren und erhöht die Herzinfarktgefahr. Verwenden Sie polyensäurereiche Fette (Cama, Sonnenblumen- oder Sojaöl) für Aufstrich und Zubereitung von Speisen wegen ihrer arterioskleroseheınmenden Inhaltsstoffe (z. B. Linolsäure)!
Geizen Sie mit Zucker, Süßigkeiten, Schokolade! Süßen Sie bei Bedarf mit kalorienfreien Süßstoffen (Saccharin, Zückli)!
Ersetzen Sie Kuchen, Weißbrot und Brötchen durch leicht verdauliche und gut bekömmliche Vollkornprodukte! Sie entlasten damit den Stoffwechsel und fördern die Verdauung.
Genießen Sie pflanzliche Frischkost täglich zu Beginn der Mahlzeit! Kleine Mengen blähungsarmer Sorten von Obst, Gemüse oder Salat werden — frisch zubereitet und verzehrt — meist gut vertragen. Durch ihren Reichtum an lebenswichtigen Stoffen regen sie Stoffwechsel und Wasserausscheidung an.
Lernen Sie, mit Fruchtsäften, Küchenkräutern und Gewürzen schmackhafter zu würzen als mit Kochsalz!
Vermeiden Sie jede Überlastung der Verdauungsorgane! Nehmen Sie besser 5 kleine als 3 große Mahlzeiten regelmäßig und in Ruhe ein — die letzte nicht zu spät am Abend — und kauen Sie gut!
Sorgen Sie für regelmäßigen, leichten Stuhlgang! Benutzen Sie erforderlichenfalls nur natürliche Hilfsmittel, wie Leinsaat (z. B. Linugran)!
Meiden Sie Suppen und sparen Sie mit Getränken! Lassen Sie über Bohnenkaffee und Alkohol den Arzt entscheiden!
Stellen Sie auf jeden Fall das Rauchen ein! Nikotin ist Gift für Herz und Blutgefäße!

Kochsalzarme Kost

Unsere Nahrungsmittel haben einen natürlichen Gehalt an Kochsalz, der den Kochsalzbedarf des Körpers deckt. **Kochsalzzusatz** verstärkt die Neigung zu Wassersucht, Bluthochdruck und Entzündungen. Bei Verordnung „salzarmer Kost" dürfen Sie **kein Kochsalz zum Würzen** verwenden! Würzen Sie mit Küchenkräutern (frisch und getrocknet)! Vermeiden Sie beim Einkauf gesalzene ebenso wie fette Nahrungsmittel!

Erlaubt

Eiweiß

Entrahmte Milch, Buttermilch, E-Joghurt (Menge nach ärztlicher Verordnung)
Magerquark, relativ reichlich
Eier bis zu 3 Stück pro Woche

Fleisch

Nur mager!
Kalb, Rind, Schwein, Hammel Wild, Huhn, Schabefleisch, kalter Braten, Diätwurst, entsalzte*) magere Schinken- und Wurstsorten

Fisch

Magere Flußfische (Barsch, Forelle, Hecht, Schlei, Zander)
Fischaspik und -salate **ohne Salzzusatz!** (Selbst zubereitet)

Fett

Aufstrich- und Zubereitungsfett in kleinen Mengen: „Cama", „Goldina" Sonnenblumen-, Sojaöl (als Vollöl, Salatöl, Tafelöl)

Kohlenhydrate

Vollkornprodukte

z. B. Weizenvollkornmehl, Weizenkeime, Haferflocken, Weizenmehl Type W 630, Getreideflocken, Naturreis (Reis poliert). Teigwaren selten!

Vollkornbrot

Ohne Kochsalz!
z. B. Knäckebrot „O", natriumarme Spezialbrote; von anderen Sorten bis 200 g/Tag (gut abgelagert)

Kartoffeln

Ohne Salz, mit gehackten Küchenkräutern!
Lockere Klöße aus gekochten Kartoffeln

Gemüse

Alle Blattsalate und nicht blähende Gemüse
Feinfrost-Gemüsekonserven (sind ungesalzen!)

Pilze

Nur Champignons

Ferner:

Selbst bereitetes ungesalzenes Sauerkraut **(roh)**

Obst

Am besten frisch, im Stück, als Salat, in Quarkspeisen, in Milchgetränken, in Gemüserohkost, in Getreidespeisen (gerieben, geraspelt, als Saft); auch als Kompott, Feinfrost-Obstkonserven

Süßigkeiten

Zucker nur sehr wenig! Besser sind Saccharin oder Zückli
Wenig Marmelade, Honig, Gelee, selbst hergestellte Fruchtgallerten, Quarkspeisen
Nur Diabetiker-Gebäcke

Getränke

Art und Menge sollte der Arzt angeben, z. B. Milch, Tees aus Kamille, Pfefferminze, Hagebutten, Apfelschalen, Brombeerblättern; Fruchtsäfte

Gewürze

Alle Küchenkräuter, frisch oder getrocknet, besonders Brunnenkresse, Diätpaprika, Ingwer, Lorbeerblatt, Muskat, Nelken, Vanille und Schnittlauch
Pfeffer (wenig)

Zubereitung

Garziehen, Dämpfen, Dünsten, Grillen, Schmoren, leichtes Braten. Gewiegte frische Kräuter erst nach dem Garen zufügen!

Ungünstig

Käse
Alle Arten sind sehr salzreich

Eier
Soleier, Eierspeisen scharf gebraten

Fleisch
fett, gesalzen, gepökelt, geräuchert, z. B. Kaßler, fette Schinken, alle fetten Wurstsorten; Gehacktes, Konserven, Fleischsalate, -aspik
fette Soßen

Fisch
Seefische (Salzgehalt!), sehr fettreiche Fische (wie z. B. Aal, Karpfen, Hering)
Fisch gesalzen, mariniert, geräuchert
Fischkonserven
Käufliche Fischsalate und -pasten, sowie Fisch in Aspik
Lachs

Fett
Speck, Talg; Palmkern-, Kokosfett
Butter, Frische Landbutter, Frische Rahmbutter
„Sahna" und „Vita" — Margarine
Rapsöl, Olivenöl

Weißmehlprodukte
z. B. Tortenmehl Type W 405, Stärkemehle, Puddingpulver, Paniermehle

Brot
Mehr als 200 g der üblichen Brotsorten. Bei streng **natriumarmer Kost nur natriumarmes** Spezialbrot (oder gar kein Brot!)

Kartoffeln
Fettdurchzogene, scharf gebratene Kartoffelspeisen
Klöße aus rohen Kartoffeln
Hefeklöße

Blähende Gemüse
Rot-, Grün-, Weiß-, Rosen- u. Wirsingkohl
Sehr reife, grüne Erbsen u. Bohnen, Lauchporree, Zwiebeln, Pilze

Handelsübliche Gemüsekonserven
in Gläsern und Dosen, käufliche Salate, Salzgurken, Senfgurken, Sauerkraut
Hülsenfrüchte (Erbsen, Bohnen, Linsen)

Obst
Derbe Haut oder Schalen der Früchte: Pflaumen, feste Kirschen, Johannis- und Stachelbeeren werden roh in größerer Menge nicht vertragen, aber in Mischspeisen oder als Kompott (Zerkleinerung und Menge entscheiden oft über den Grad der Bekömmlichkeit!)

Süßigkeiten
Zuckerwaren, Konfekt, Marzipan, Nougat, Schokolade, Fettkremwaffeln, Puddingspeisen, Schlagsahne, Eis, fett- u. zuckerreiche Gebäcke

Getränke
Kohlensäurehaltige sowie hochprozentige alkoholische Getränke; Bohnenkaffee und schwarzer Tee, falls nicht ärztlich erlaubt!
Limonaden oder andere zuckerreiche Getränke

Gewürze
Koch-, Meer-, Glutal-, Selleriesalz, natriumhaltige Diätsalze, Senf, käufliche Hefe- u. Fleischextrakte, Würzen, Suppen- u. Soßenpulver, Kapern, Tomatenketchup u. a.

Zubereitung
Fettreiche, scharf gebratene Gerichte wie Bratkartoffeln, Kartoffelpuffer, panierte Pfannengerichte
Fettgebackenes wie Pommes frites

Einige Kostbeispiele

Frühstück
Knäckebrot oder abgelagertes Graham-, Vital- oder Vollkornbrot; knapp Goldina oder Cama, Quarkaufstrich (wenig Honig, Gelee, Marmelade); Tomate, rohe Gurke, Radieschen oder Obst; Fruchtmilch, Malzkaffee, Hagebutten- oder Kräutertee. (Bohnenkaffee oder schwarzen Tee nur mit ärztl. Erlaubnis!); entsalzte Schinken- oder Wurstscheiben*)

Mittagessen
- Blattsalat; gefüllte Tomaten und Kartoffelmus; Quarkspeise mit Früchten
- Rote Bete-Apfel-Frischkost; Hühnerfrikassee mit Risotto; Birnenkompott
- Möhrenfrischkost; Sauerbraten u. Kartoffelklöße; Pfirsichkompott
- Obstsalat; Kochfisch mit Dilltunke; Kartoffeln; Zitronencreme
- Sellerie-Apfel-Frischkost; geschmorte Rindsroulade, Kartoffeln, grüne Bohnen; Himbeergelee
- Kresse-Salat; Quarkklöße mit Tomatensoße; Bratapfel mit Preiselbeeren

Abendessen
- Bunte Platte: Magerer Bierschinken (entsalzt), Gurke, Tomate, Gemüsepaprika; Brot, Cama, Buttermilch
- Gemüsesülze mit Ei und Quarkremoulade; Brot, magere Wurst; Fruchtsaft
- Brot, Cama; Gemüse-Fleischsalat mit Quarkmayonnaise; Kräutertee
- Quark-Reis-Auflauf mit Kompott; Brot, Cama, Diätwurst oder kalter Braten; Apfelschalentee
- Makkaronisalat mit Weißei, Jagdwurst, Tomaten, Gurkenscheiben; Obstsaft oder frisches Obst
- Rohkostplatte; Brot, Cama, Kressequark, Bierschinken (entsalzt*); Hagebuttentee

Verschiedene Entlastungs- oder „Schalttage"

Safttag
3/4 bis 1 Liter Obstsaft (möglichst frisch gepreßt) in 4 bis 6 Portionen über den Tag verteilt, schluckweise trinken (mit Strohhalm oder kleinem Löffel!)

Obsttag
1 bis $1^1/_2$ kg frisches Obst in 4 bis 6 Portionen über den Tag verteilt. Wenig geeignet: Pflaumen, feste Kirschen- und Birnensorten, saure Beeren — sie blähen und/oder stopfen!

Reisobsttag
200 bis 250 g Reis in 400 bis 500 ml Wasser 15 bis 20 Minuten ausquellen lassen. 500 bis 750 g Obst/Kompott, bis 50 g Zucker. Trinkmenge knapp halten! 5 Mahlzeiten.

Anmerkung
*) Entsalzen von Schinken- u. Wurstscheiben: Einlegen in reichlich Wasser (1 bis 2 Std.), Wasser mehrfach wechseln.

Dr. med. U. Roghan
Staatsbäder
Bad Brambach-Bad Elster

Wissenswertes

Holunderbeersüßmost gewinnt auf Grund seines gesundheitlichen Wertes wieder an Bedeutung. Die Ernte der Früchte ist relativ einfach. Holunderbeeren sind eine einheimische Rohstoffquelle, die künftig noch besser genutzt werden sollte. Unreife Früchte und die Stengel enthalten Sambunigrin. Das ist ein organischer Bestandteil, der Übelkeit, Erbrechen und Durchfall hervorrufen kann. Diese Verbindung wird aber beim Erhitzen zerstört.
Holunderbeersüßmost schmeckt nicht nur als Süßmost, sondern auch als Heißgetränk.

M. Zobel

Ernährungswissenschaftliche Gesichtspunkte zum Schälen von Speisekartoffeln in der DDR und in internationaler Sicht*

In der Kartoffel wurden bisher mehr als 200 verschiedene Inhaltsstoffe nachgewiesen. Hinsichtlich der Zusammensetzung ergeben sich von Sorte zu Sorte qualitative und quantitative Unterschiede. Auch innerhalb einer Sorte können Änderungen in der Zusammensetzung in Abhängigkeit von Klima, Düngung, Lagerbedingungen u. a. Faktoren auftreten. Etwa $^3/_4$ der Trockensubstanz der Knolle entfällt auf die wichtigste Kohlenhydratverbindung der Kartoffel, die Stärke, die zu etwa 20% aus Amylose und 80% aus Amylopektin besteht. An löslichen Kohlenhydraten enthält die Kartoffelknolle Saccharose, D-Fruktose und D-Glukose. In kleinen Mengen sind noch Maltose, Galaktose, Mannose, Raffinose, Melezitose, Arabinose und Xylose vorhanden. Neben der Stärke finden sich noch andere Polysaccharide, die unter den Sammelbegriffen Rohfaser, Hemizellulosen und Pektinstoffen zusammengefaßt werden.

Der pH-Wert des Kartoffelzellsaftes in Höhe von 5,6—6,2 sowie seine Pufferwirkung werden durch das Zusammenwirken von Mineralstoffen (insbesondere Phosphaten) sowie Phosphorsäureestern mit zahlreichen organischen Säuren bewirkt. Die organischen Säuren werden als Zwischenprodukte des intermediären Stoffwechsels oft in beträchtlichen Mengen angereichert. Zitronensäure und Äpfelsäure stehen dabei mengenmäßig an erster Stelle.

Der Gehalt an Eiweiß hat von der Menge her keine überragende Bedeutung für die Deckung des Eiweißbedarfes. Seine biologische Wertigkeit wird jedoch von Oser [23], Schuphan [27] und Kraut [15] relativ hoch bewertet. Das Kartoffeleiweiß weist einen besonders hohen Ergänzungswert für andere pflanzliche und selbst tierische Proteine wie z. B. Eier und Milch auf [20].

Neben dem Protein enthält die Kartoffel relativ große Mengen an freien Aminosäuren und an freien Nukleotiden. Besonders reichlich vertreten sind die nichtessentiellen Aminosäuren Asparagin, Glutaminsäure, Glutamin und Asparaginsäure. Insgesamt wurden in der Sorte Bintje 5,2 g freie Aminosäuren/kg gekochter Kartoffeln und in der Sorte Ostara entsprechend 4,2 g ermittelt. An Nukleotiden fand man 89,7 bzw. 72,1 mg/kg.

Buri und Mitarbeiter [4] konnten nachweisen, daß die freien Aminosäuren und Nukleotide sehr wesentlich zum Kartoffelgeschmack beitragen, wobei insbesondere die geschmacksverstärkenden und synergistischen Wirkungen von Glutaminsäure, Asparagin und Asparaginsäure sowie von 5'-Guanosinmonophosphat hervorgehoben werden.

Der Mineralstoffgehalt unterliegt starken Schwankungen, die nicht nur durch die Sorte, sondern vor allem durch exogene Faktoren wie z. B. die Mineralstoffdüngung bedingt sind. Hervorzuheben ist der hohe Gehalt an Kalium, dem ernährungsphysiologisch bedeutsamen Antagonisten zum Natrium sowie das Eisen.

Unter den Vitaminen der Kartoffelknolle steht mengenmäßig das Vitamin C an erster Stelle. Der Vitamin-C-Gehalt ist aber starken Schwankungen unterworfen. Er steigt während der Wachstumsperiode bis etwa 20 mg pro 100 g an, sinkt aber dann besonders in den ersten Wochen nach der Ernte wieder ab.

Im Jahresdurchschnitt rechnet man mit einem Wert von 7 mg Vitamin C im verzehrbaren Anteil von 100 g rohen ungeschälten Kartoffeln. Von den Vertretern der B-Vitamine sind besonders reich vertreten das Niacin und das Vitamin B_1.

Unter den weiteren Inhaltsstoffen der Kartoffelknolle sind noch erwähnenswert die für die Dunkelfärbung verantwortlichen o-Diphenole, insbesondere die Chlorogen- und Kaffeesäure. Die Dunklung roher Kartoffeln geht auf eine enzymatische Reaktion zurück, bei der die Aminosäure Tyrosin und weitere phenolische Verbindungen mit Hilfe von Polyphenoloxydasen über mehrere Reaktionsstufen katalytisch zu melanoiden Substanzen oxydiert werden. Bei diesen Verfärbungsvorgängen spielen neben der Höhe des Gehaltes an diesen Ausgangsstoffen die Aktivität der Enzyme und alle Maßnahmen, die diese beeinflussen, wie Beschädigungen, Lagerbedingungen (Temperatur), Oberflächenzerklüftung beim Schälen, um nur einige zu nennen, eine Rolle sowie auch Fe-Ionen und pH-Wertverschiebungen, worauf Mapson und Mitarbeiter [18] ausführlich eingegangen sind.

Der Prokopfverbrauch an Speisekartoffeln weist in der DDR eine stark abnehmende Entwicklung auf (Tabelle 1).

Tabelle 1
Prokopfverbrauch von Nahrungsmitteln pro Jahr im ehemaligen Deutschland und in der DDR

Nahrungsmittel	Mengeneinheit	Jahr 1865	1913	1955	1965	1975
Fleisch und Fleischerzeugnisse	kg	27,2	44,8	45,0	58,7	77,8
Eier	Stück	50	106	116	211	269
Nahrungsfette (Fettwert)	kg	9,1	18,0	23,7	27,9	25,5
Trinkmilch (2,5% Fettgehalt)	l	238	242	90,7	94,1	100,8
Mehl und Nährmittel, Reis	kg	103	131	121,6	100,2	94,8
Speisekartoffeln	kg	220	203	174,6	156,5	142,1
Gemüse, insgesamt	kg	—	—	—	63,8	90,8
Hülsenfrüchte	kg	12	5,2	1,9	1,3	1,1
Obst, insgesamt	kg	19	26	—	46,5	66,6
Zucker und Zuckererzeugnisse	kg	3,6	20	27,4	30,1	36,8

* Vortrag, gehalten auf der 4. wissenschaftlich-technischen Tagung „Technologie der Schälung von Speisekartoffeln" des FA Kartoffelwirtschaft der KDT in Leipzig-Markkleeberg, 1978

Tabelle 2

Entwicklung des Prokopfverbrauchs an Kartoffeln in einigen RGW-Staaten (in kg je Einwohner und Jahr)

Land	Jahr 1960	1965	1970	1975
VR Bulgarien	34,8	28,9	25,9	23,1
VR Polen	223	215	190	173
ČSSR	100	93	103	98
UdSSR	143	142	130	120
Ungarische VR	97,6	84,3	75,1	65,0

Noch deutlicher wird dieser Rückgang, wenn man die Entwicklung im ehemaligen Deutschland ab 1865 in die Betrachtung mit einbezieht. Interessant ist dabei auch ein Vergleich bei der Entwicklung des Prokopfverbrauchs der anderen Grundnahrungsmittel. Daß diese Entwicklung offenbar ein internationales Problem darstellt, läßt die Tabelle 2 erkennen. Die DDR liegt hinter der VR Polen an zweiter Stelle im Kartoffelverbrauch.

Sieht man sich einmal an, in welcher Weise die Kartoffel zur durchschnittlichen Deckung des Bedarfs an Nährstoffen beiträgt, dann erkennt man, daß sie besonders wertvoll für die Bereitstellung der Vitamine B_1 und C ist (Tabelle 3). Diese beiden Vitamine sind vom ernährungswissenschaftlichen Standpunkt neben der Stärke und der Rohfaser die wertbestimmenden Inhaltsstoffe der Kartoffel. Betrachtet man den Anteil an der Bedarfsdeckung für einige ausgewählte Nährstoffe der Kartoffel in Abhängigkeit von der Entwicklung des Prokopfverbrauchs, dann fällt auf, daß der Anteil der Bedarfsdeckung ebenfalls in erheblichem Maße zurückgeht (Tabelle 4). Dabei ist zu beachten, daß für die Jahre 1970 und 1975 eine veränderte Berechnungsbasis, besonders im Hinblick auf die Lager-, Transport- und Zubereitungsverluste von Vitamin C, verwendet wurde. Bedauerlicherweise geht dieser Anteil konform mit der Entwicklung der gesamten Bedarfsdeckung an den Vitaminen B_1 und C. Die Kartoffel wurde also hinsichtlich der Deckung des Bedarfs an Nahrungsenergie und Kohlenhydraten durch andere Lebensmittel ersetzt, u. a. durch Fleisch und Zucker. Die entsprechende Bedarfslücke an Vitamin C (aber auch an Polysacchariden und Rohfaser) konnte nicht durch andere Lebensmittel geschlossen werden.

Diese eben aufgezeigte negative Entwicklung des Kartoffelverzehrs hat sicher verschiedene Ursachen. Eine davon ist darin zu suchen, daß die Qualität der Kartoffel — aus der Betrachtungsweise des Endverbrauchers — besser sein könnte. In diesem Zusammenhang sei an den Beitrag von Hoppe und Zobel auf der 3. Schältagung [10] erinnert, in dem zusammenfassend gesagt wurde, daß

- die Qualität eines Lebensmittels bei gleicher objektiver Beschaffenheit vom Standpunkt des Betrachters abhängt
- der maßgebliche Standpunkt der Betrachtung der des Durchschnittsverbrauchers und nicht der des Produzenten oder des Handels ist
- der Verbraucher Lebensmittel gewöhnlich nach den sinnfälligen Merkmalen auswählt, also nach dem Genußwert, dem Schauwert, aber auch nach dem Prestigewert sowie gewissen Gewohnheiten
- der Verbraucher zwar häufig noch immer nicht ein Lebensmittel nach seinem ernährungsphysiologischen Wert beurteilt, aber ein hoher ernährungsphysiologischer Wert für ihn von Bedeutung ist
- eine Erhöhung des Gebrauchswertes, wie dies beispielsweise durch das zentrale Schälen von Speisekartoffeln bewirkt wird, nicht auf Kosten der für den Endverbraucher wesentlichen Qualitätsmerkmale gehen darf.

In der Produktions- und Handelssphäre wird in der Regel nach wie vor die Qualität nur vom eigenen Standpunkt und den ökonomischen Zwängen aus gesehen und noch zu wenig vom Standpunkt des Konsumenten, für den das Produkt ja letztlich erzeugt und bereitgestellt wird.

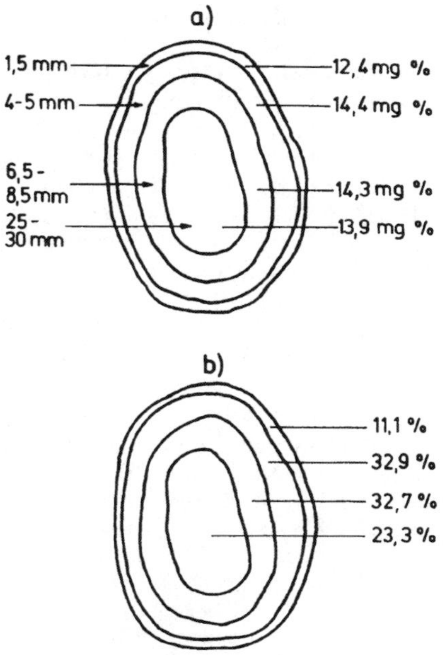

Abb. 1. Verteilung des Vitamin C in der Kartoffelknolle
a) Vitamin C in mg/100 g Frischgewicht
b) Prozentualer Anteil des Vitamin-C-Gehaltes in den einzelnen Schichten der Knolle

Solange das so bleibt, dürfen wir uns über einen evtl. weiteren Rückgang des Kartoffelverzehrs und die Kritik der Konsumenten nicht wundern.

Von der hier aufgeworfenen Gesamtproblematik sei nur der Einfluß des Schälens auf den ernährungsphysiologischen Wert der Kartoffel herausgegriffen und näher untersucht. Im wesentlichen geht es dabei um die folgenden 4 Teilaspekte bzw. Beziehungen:

1. Verteilung der Nährstoffe in der Kartoffelknolle und die mögliche Abhängigkeit des Nährwertes der geschälten Kartoffel vom Masseverlust
2. Schälverfahren — Oberflächenbeschaffenheit — Gebrauchswert — Nährwert
3. Verhinderung der Rohverfärbung geschälter Kartoffeln und Auswirkungen auf Nährwert, Genußwert und gesundheitliche Unbedenklichkeit
4. Auswirkungen der Nachbehandlung geschälter Kartoffeln auf ihren Nähr- und Genußwert.

Tabelle 3

Ernährungsphysiologischer Wert der Kartoffel und ihr Anteil an der Bedarfsdeckung einzelner Nährstoffe

	Im eßbaren Anteil von 100 g käuflicher Rohware sind enthalten	Durchschnittlicher Anteil an der Bedarfsdeckung eines mittelschwer Arbeitenden in % (DDR 1975)
Nahrungsenergie	68 kcal (= 285 kJ)	6,0
Eiweiß	1,6 g	7,6
Fett	0,1 g	0,4
Kohlenhydrate	15,1 g	11,0
Kalzium	10,4 mg	5,3
Eisen	0,7 mg	11,0
Karotin	23 µg	3,9
Vitamin B_1	88 µg	17,9
Vitamin B_2	41 µg	10,0
Vitamin C	7 mg	21,0

Tabelle 4
Anteilige Bedarfsdeckung einiger Nährstoffe durch Kartoffeln* in der DDR in % der Gesamtzufuhr

Jahr	Nahrungsenergie	Kohlenhydrate	Eisen	Vitamin C
1975	6	11	11	21
1970	7	12	12	24
1965	9	16	21	50
1960	10	18	23	48

* ohne industriemäßig gewonnene Kartoffelstärke

Zum 1. Teilaspekt

Die Nährstoffe sind in der Kartoffelknolle nicht gleichmäßig verteilt, wie dies bei den zahlreichen komplizierten biochemischen Vorgängen, die sich in der wachsenden oder ruhenden Knolle abspielen, nicht anders zu erwarten ist. Deshalb ist es möglich, daß beim Schälen nährstoffreiche Gewebeschichten abgetragen werden.
Wie oben erwähnt, hat die Kartoffel große Bedeutung für die Bedarfsdeckung des Vitamins C. Die Kartoffel ist deshalb unser wichtigster Vitamin-C-Lieferant, weil er von fast allen Bürgern regelmäßig verzehrt wird und das auch zu Jahreszeiten, in denen andere Vitamin-C-Träger (bestimmte Gemüse- und Obstarten) nicht regelmäßig im Angebot sind wie im Spätwinter und zeitigen Frühjahr. Die Verteilung des Vitamin C in der Kartoffel fand deshalb besonderes wissenschaftliches Interesse. Experimentelle Untersuchungen von Somogyi [28] zeigen in etwa die in Abbildung 1 schematisch wiedergegebene Verteilung des Vitamin-C-Gehaltes in Kartoffelknollen der Sorte Bintje. Die gleichen Verhältnisse wurden u. a. von Günther und Burckhard [7], Völksen [32] sowie Zobel [34] auch an anderen Sorten nachgewiesen, so daß man annehmen darf, daß es sich nicht um eine sortenspezifische Eigenschaft handelt. Die gleichen Verhältnisse fanden im übrigen Lauersen und Fries [16], Meiklejohn [21] sowie Prokoschew [11] auch für die Vitamin-B_1-Verteilung.

Tabelle 5
Vitamin-C-Verluste im Vergleich beim Schälen mit Karborund, Dampf und kombiniert mit Lauge und Dampf (nach Gorun und Mitarbeiter)

Schälverfahren	Vitamin-C-Verlust (%), bezogen auf ungeschälte Knollen
frisch geerntet	
Karborund	10,5
Lauge — Dampf	6,5
Dampf	3,0
nach 6-monatiger Lagerung	
Karborund	12,2
Lauge — Dampf	8
Dampf	4,5

Die äußere vitaminarme Schicht beträgt ungefähr 20 % der gesamten Kartoffelmasse. Überschreiten die beim Schälen auftretenden Masseverluste diesen Wert nicht, dann gelangen relativ vitaminreiche Kartoffelknollen zum menschlichen Verzehr. Anderenfalls tritt eine nicht unbedeutende Abwertung der Knollen ein.
Die Wertminderung beträgt beispielsweise bei einem Masseverlust von 40 % etwa 45 % der in der Kartoffel enthaltenen Vitamin-C-Menge, bei einem Masseverlust von nur 20 % wird der Vitamin-C-Gehalt aber nur um etwa 10 % verringert.
Potapov [24] berichtet über Vitamin-C-Verluste zwischen 6,9 und 36 % durch Schälabfälle in Abhängigkeit von Jahreszeit und Sorte bei Verwendung eines gewöhnlichen Schälmessers. Bei Untersuchungen von Töpfer [31] an der Sorte Ora ergaben sich bei einem Masseverlust von rund 50 % Mehrverluste von rund 9 % an Vitamin C im Vergleich zum zu erwartenden Durchschnittsverlust, wenn sich die Vitamin-C-Verluste dem Masseverlust direkt proportional verhielten.
Gorun, Karczevskaja u. Egorova [5] verglichen die Vitamin-C-Verluste, die beim Karborund-, kombinierten Laugen-Dampf- und beim Dampfschälen allein von frisch geernteten und 6 Monate gelagerten Kartoffeln auftreten (Tabelle 5). In diesem Ergebnis drückt sich ebenfalls der Einfluß des Masseverlustanteils bei den verschiedenen Schälverfahren aus. Leider sind die Masseverluste zum Vergleich nicht mit angegeben.

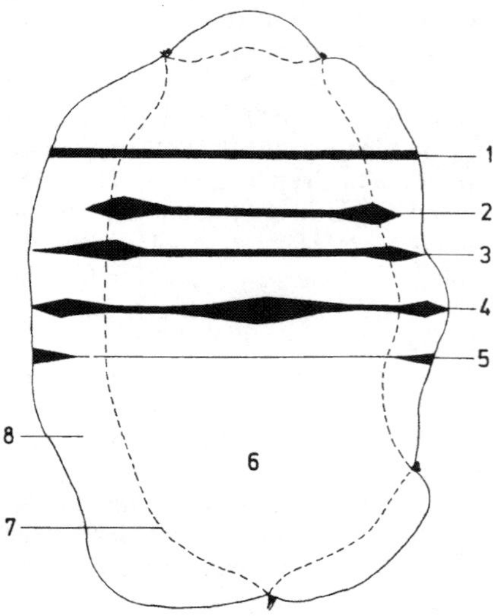

Abb. 2. Verteilung einiger essentieller Inhaltsstoffe der Kartoffelknolle (1 = Wasser; 2 = Vitamine B_1, B_2, B_6, C, Karotine; 3 = Kohlenhydrate; 4 = Eiweiße, Eiweißbausteine; 5 = Mineralstoffe; 6 = Mark; 7 = Xylem; 8 = Rinde)

Nach Hansen und Mitarbeiter [8] sind

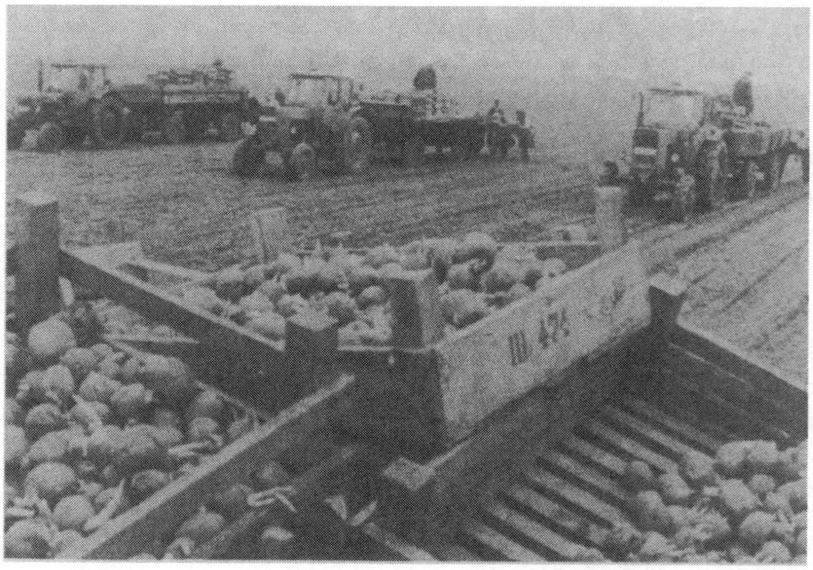

Mitte Juni sollen die neuen Kartoffeln geerntet werden; die dazu notwendigen vorgekeimten Frühkartoffeln wurden — wie hier Anfang April in der KAP Königsberg/Bezirk Magdeburg — in den Boden gebracht

etwa 2/3 der Gesamtmenge von Vitamin B_2, Niacin und Biotin im Gefäßbündelring konzentriert.
Wie sich die anderen Inhaltsstoffe von wesentlicher Bedeutung über die Kartoffelknolle verteilen, ist aus Abbildung 2 erkennbar. Danach sind größere Mineralstoffverluste bei allen Schälverfahren mit Ausnahme des Pellens zu erwarten. Bei Stärke und Rohfaser läuft der Verlust mit dem Masseverlust parallel, d. h., das Schälverfahren ist ohne Einfluß auf den Verlust.
Nach Untersuchungen von Kempf, Fehn u. Bergthaler [12] befindet sich unmittelbar unter der Schale — statistisch gesichert — mehr Eiweiß als im übrigen Teil der Knolle, während der Nichteiweiß-N-Gehalt im Mark größer ist.
Über die Verteilung der freien Aminosäuren informiert Tabelle 6.

Tabelle 6
Verteilung der freien Aminosäuren in der Kartoffelknolle (Sorte Merkur) in mg/100 ml Preßsaft (nach Herrmann und Raths)

Aminosäure	Inneres Mark	Rinde	Gesamtknolle
Glutaminsäure	56,0	5,8*	44,3
Asparaginsäure	66,0	55,6	64,0
Serin	14,5	9,9	13,9
Glykokoll	7,6	5,6	7,0
Threonin	14,6	9,8	14,5
Alanin	12,6	10,2	11,9
Leucin } Isoleucin }	11,9	3,3	11,0
Phenylalanin	26,1	—	18,9
Valin	29,7	16,8	25,6

* Wert vermutlich zu niedrig, da Verluste bei der Bestimmung unvermeidbar

Zum 2. Teilaspekt

Sieht man vom Einfluß des Nährwertes geschälter Kartoffeln über die eben erörterte Höhe der Masseverluste ab, so üben die verschiedenen Schälverfahren einen unterschiedlichen Einfluß auf die äußere Beschaffenheit der geschälten Kartoffeln aus.
In Tabelle 7 erkennt man, daß das Karborundschälen und das Lochscheibenschälverfahren in dieser Hinsicht die ungünstigsten Verfahren darstellen, während man mit dem Messerschnittschälverfahren eine dem Schälen von Hand mit dem Messer vergleichbare, relativ gute Oberflächenbeschaffenheit erzielt. Dampf- und laugengeschälte Kartoffeln haben eine glatte Oberfläche.
Die Rauheit der Kartoffeloberfläche wird bei den mechanischen Schälverfahren durch die Beschaffenheit des Schälbesatzes bestimmt. Der Tangentialschnitt, wie er bei der Handschälung, dem Messerschnitt- und dem Lochscheibenschälverfahren gegeben ist, bewirkt die geringste Aufrauhung. Wenn auch ein rauher Schälbelag (wie beim Karborundverfahren) die Schälzeit verkürzt, so begünstigt er jedoch die Verfärbung außerordentlich. Durch die beim Lochscheibenschälverfahren auftretenden hohen Zentrifugalkräfte wird das Oberflächengewebe der Knollen außerordentlich stark gequetscht und Gewebsflüssigkeit tritt aus, worauf die schwammige Beschaffenheit der Oberfläche und das schnelle Einsetzen der Verfärbung beruhen. Mit dem Kartoffelzellsaft treten die darin gelösten Kartoffelinhaltsstoffe aus, das sind insbesondere die geschmacksgebenden freien Aminosäuren und Nukleotide, organischen Säuren, eine Vielzahl der Mineralstoffe sowie Kohlenhydrate außer Stärke und Rohfaser. Außerdem gehen verloren: Albumin- und Globulinfraktionen der Proteine, die wasserlöslichen Vitamine B_1 und C. Quantitative Untersuchungen stehen noch aus. Es kann aber eingeschätzt werden, daß die auf diese Weise eintretenden Verluste nicht unbedeutend sind.
Mit dem zunehmenden Grad der Gewebezerstörung beim mechanischen Schälen kann der Sauerstoff leichter zu den Sauerstoffakzeptoren gelangen, und gleichzeitig können Schwermetalle, die durch Abrieb stark beanspruchter Metalle auf die Knollen gelangen, in diese Gewebeschichten eindringen. Damit werden um so günstigere Bedingungen für die Verfärbung der Oberfläche und die sogenannte Kochdunkelung geschaffen. Auch Stoßen und Schlagen in der Schälmaschine führen zum Auslaufen des Zellinhaltes, zu einer erhöhten Atmung und Sauerstoffzufuhr und damit ebenfalls zur Verfärbung. Derartige Stöße sind bei den mechanischen Schälverfahren infolge der Unregelmäßigkeit der Bewegungsabläufe unvermeidbar, bedingt durch die unterschiedlichen Knollengrößen, die Abweichungen der Knollen von der Kugelform, die auftretenden Fliehkräfte und die Umwandlung der Rotationsbewegung unmittelbar auf der Bodenscheibe in eine zunehmend vertikale Bewegung bis in die oberen Schichten des Füllgutes. Insofern intensiviert auch eine Verlängerung der Schäldauer zwangsläufig die Verfärbung.
Beim Karborundverfahren, bei dem die Zellen der Oberfläche in starkem Maße zerklüftet werden, gehen nicht nur wasserlösliche, sondern auch unlösliche Inhaltsstoffe (z. B. Stärkekörner) verloren. Allerdings dürfte dieser Verlust nicht entscheidend sein, da er nur einen Bruchteil sowohl der abgeriebenen Masseanteile als auch der verbleibenden Knollenmasse ausmacht.
Beim Laugenschälen werden die Kartoffeln zwar im Sinne des Lebensmittelgesetzes mit einem Fremdstoff, der Natronlauge, behandelt. Nach Untersuchungen von Günther und Burckhart [7] wird jedoch ein erheblicher Teil der zunächst von den Knollen aufgenom-

Tabelle 7
Oberflächenbeschaffenheit geschälter Kartoffeln in Abhängigkeit vom Schälverfahren

Schälverfahren	Oberfläche			
	glatt	griffig	zerklüftet	schwammig
Karborundverfahren			×	
Messerschnittverfahren		×		
Lochscheibenverfahren				×
Dampfschälverfahren	×			
Laugenschälverfahren	×			

Schälverfahren	Relative Verfärbungsneigung			Tiefliegende Augen	
	gering	stark	sehr stark	müssen	brauchen nicht ausgestochen zu werden
Karborundverfahren			×	×	
Messerschnittverfahren	×			×	
Lochscheibenverfahren			×	×	
Dampfschälverfahren			×	×	
Laugenschälverfahren		×			×

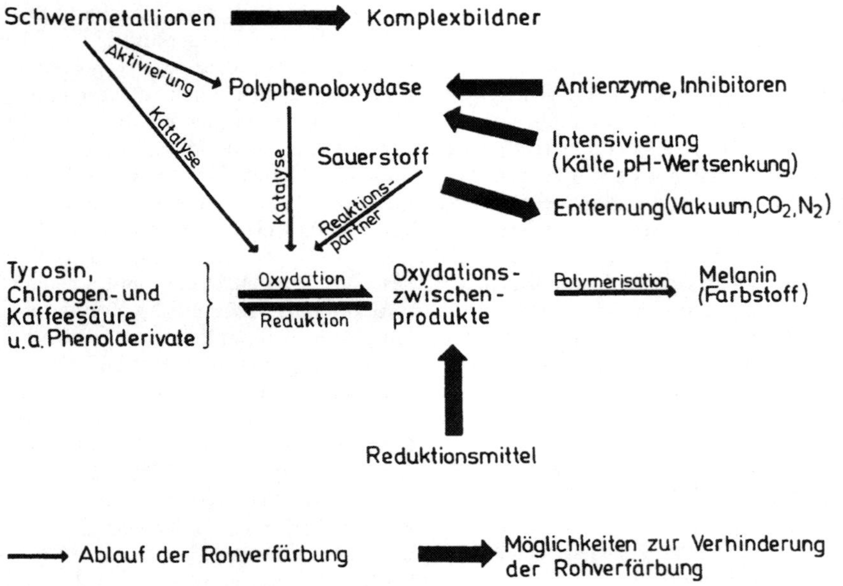

Abb. 3. Schema des Ablaufs der enzymkatalysierten Rohverfärbung von Kartoffeln

menen Natronlauge beim Waschvorgang entfernt.

Durch Neutralisation mittels Zitronensäure- oder Essigsäurelösung werden die Kartoffeln mit Ausnahme von wenigen stark beschädigten Knollen vollständig neutralisiert. Die sich dabei bildenden Salze (Natriumzitrat bzw. -azetat) wurden weder in den Knollen noch in der Aufbewahrungsflüssigkeit nachgewiesen. In der denaturierten, glasigen Randzone („Kochring") der laugengeschälten Kartoffeln wird das Vitamin-C zerstört. Die Vitamin-C-Verluste sind aber infolge ihrer ungleichmäßigen Verteilung in der Kartoffelknolle nicht größer als etwa 5 %.

Bei einer eigenen vergleichenden Untersuchung des Vitamin-C-Gehaltes zwischen mit Lauge und von Hand mit dem Sparschäler geschälten Kartoffeln an 7 verschiedenen Sorten konnte kein größerer Unterschied festgestellt werden. Da das Vitamin B_1 ebenfalls im

Tabelle 8
Grundsätzliche Möglichkeiten zur Verhinderung der Rohverfärbung

Methoden	Durchführung	Beurteilung
Fernhalten des Sauerstoffs	Aufbewahren unter Wasser	Hohe Auslaugverluste, hoher Transportaufwand
	Konservierungsüberzüge	Geeignete gasdichte Überzugsmittel müssen vorhanden sein
	Vakuum	Intramolekulare Atmung (Gärung) führt zum Verderb
	Gaslagerung (CO_2, N_2)	Gärung führt zu negativer Geschmacksausbildung, Hautbildung, Beschleunigung der Rohverfärbung
Anwendung von Kälte	Kühlkette +3° bis +6 °C	Nicht ausreichend, nur in Kombination mit Chemikalien
	Gefrieren	Gewebezerstörung
Agrotechnische Maßnahmen	Sortenwahl, Düngung, Beregnung, Minderung der mech. Belastung	Nur Minderung, nicht Verhinderung
Einsatz von Chemikalien	enzyminaktivierende Stoffe und Antienzyme	Antienzyme für Polyphenoloxydase noch unbekannt
	pH-Wert senkende Stoffe (pH = 4 bis 5)	saurer Geschmack
	reduzierend wirkende Stoffe Komplexbildner	aus sensorischen, toxikologischen und/oder ökonomischen Gründen Einsatz nicht zu empfehlen

alkalischen Milieu bei gleichzeitiger Temperaturerhöhung zerstört wird, ist auch für dieses Vitamin ein Verlust in gleicher Höhe zu erwarten. Der sogenannte „Kochring" beim Laugenschälen ist jedoch weitgehend zu vermeiden, wenn der Schälvorgang hinsichtlich Temperatur, Zeit und Laugenkonzentration optimal geführt wird. Von Talburt und Smith [30] sowie Harrington und Mitarb. [9] werden hierzu folgende Hinweise gegeben:

- Die Laugenkonzentration darf nicht höher als 20 % eingestellt werden
- Die Schältemperatur muß unter der Verkleisterungstemperatur der Stärke liegen, d. h. unter etwa 70 °C, weil die Ursache für die veränderten Eigenschaften des Kochringes die Verkleisterung der Stärke ist
- Die Kontaktzeit mit der Natronlauge ist auf die vorgenannten Bedingungen abzustimmen. Diese 3 bisherigen Hinweise sind übrigens verbindliche Festlegungen der staatlichen Hygieneinspektion [1]
- Die Kartoffeln sollten vor Einbringen in die Schällauge in Wasser mit einer Temperatur von etwa 60 bis 65 °C vorgewärmt werden
- Die Konzentration der Lauge sollte in bestimmten Abständen überprüft und entsprechend korrigiert werden
- Es wird auf ein modifiziertes Schälverfahren verwiesen, in dem die Kartoffelknollen durch 2 Laugenschäler mit unterschiedlicher Konzentration in Anpassung an die Schalendicke geführt werden
- Zu ergänzen wären diese Hinweise noch durch die Empfehlung, ein Bürstenabriebgerät anstelle anderer mechanischer Nachbehandlungsverfahren einzusetzen

Die Natronlauge als solche stellt insofern für den Konsumenten keine Gefahr dar, weil sie durch Genußsäuren neutralisiert wird und die sich bildenden Salze physiologisch völlig unbedenklich sind. Es müssen aber im Interesse des Verbrauchers bestimmte Anforderungen an die Reinheit der Lauge gestellt werden. Ich darf in diesem Zusammenhang an das noch immer verbindliche Rundschreiben Nr. 2/68 des Ministeriums für Gesundheitswesen, Staatl. Hygieneinspektion, an die Räte der Bezirke, Abt. Gesundheits- und Sozialwesen und an die Bezirkshygiene-Institute erinnern, in dem vorgeschrieben wird, zum Laugenschälen die sogenannte Diaphragmalauge (Sorte C) zu verwenden.

Zur Erhöhung der Wirksamkeit von Lauge beim Schälen wird verschiedentlich der Zusatz von Netzmitteln vorgeschlagen. Andreotti, Tomasicchio und

Castelvetri [2] berichteten z. B. über höhere Schälausbeuten bei Verwendung des französischen Präparates „Pelor" im Vergleich mit dem herkömmlichen Laugenschälen. Dieses Präparat besteht aus 35% Ammoniumorthophosphat, 1,12% Na-(2-Äthylhexyl)-sulfat, 0,28% Na-Dodezylbenzolsulfonat und 63,6% Wasser. In den geschälten Produkten wurde keine Zunahme des Phosphorgehaltes und kein nennenswerter Rückstand oberflächenaktiver Stoffe aus dem Präparat beobachtet. Neben Kartoffeln wurden damit auch Karotten, Tomaten, Rote Rüben und kleine Zwiebeln sowie Eierfrüchte geschält; bei letzteren waren die Schälausbeuten jedoch vergleichsweise geringer. Die Verwendung solcher Netzmittel ist in der DDR zur Zeit nicht zugelassen.

Vom Dampfschälen sind keine spezifischen nachteiligen Auswirkungen auf den Nährwert der geschälten Kartoffeln zu erwarten. Der Kochring ist auch bei diesem Verfahren durch eine gute zeitliche Steuerung des Prozesses weitgehend zu vermeiden.

Zum 3. Teilaspekt

Die räumliche und zeitliche Trennung des Schälprozesses von der Zubereitung ruft das Problem hervor, daß unmittelbar nach dem Schälen eine durch Enzyme katalysierte Rohverfärbung der Kartoffeln einsetzt (Abbildung 3). Die Intensität dieser Verfärbung hängt u. a. ab von: Sorte, agrotechnischen Maßnahmen und Schälverfahren.

Zur Unterbindung der Rohverfärbung kommen theoretisch die in Tabelle 8 gezeigten Möglichkeiten in Betracht. Ihrer technischen Durchführbarkeit und ihrer Wirksamkeit sind jedoch unterschiedliche Grenzen gesetzt. International bewährt hat sich bisher nur ein Verfahren: das Sulfitieren.

Durch Rundschreiben Nr. 4/65 des Ministeriums für Gesundheitswesen, Staatliche Hygiene-Inspektion [1], ist zentralen Schälbetrieben auf Antrag auch in der DDR seit nunmehr 18 Jahren die Sulfitierung geschälter Kartoffeln erlaubt. Das noch immer rechtswirksame Rundschreiben regelt darüber hinaus die Anwendung hinsichtlich der Anforderungen an den Reinheitsgrad der Sulfite, der zu verwendenden Konzentration, der Tauchzeit und der Nachbehandlung der sulfitierten Kartoffeln. Zu klären ist noch die Frage nach der Möglichkeit einer Zerstörung der Vitamine B_1 und C durch Sulfit. Das Vitamin B_1 kann mit dem Sulfit unter Verlust seiner biologischen Wirksamkeit reagieren.

Mit einem bedeutenden Vitamin-B_1-Verlust durch Sulfit ist jedoch nur bei ausreichend tiefem Eindringen dieses Enzyminhibitors in das Kartoffelgewebe zu rechnen [vgl. 19 und 3]. Bei Einhaltung der gesetzlich vorgeschriebenen Sulfitierungsbedingungen ist deshalb eine Zerstörung des Vitamins B_1 nicht zu befürchten, da dieser Vorgang an den unmittelbaren Kontakt mit den Sulfitionen gebunden ist und diese während der kurzen Tauchzeit nicht tief genug in das unbeschädigt gebliebene Gewebe einzudringen vermögen [34].

Das Vitamin C wird durch Sulfitionen nicht zerstört, sondern im Gegenteil vor der Oxydation bewahrt. Mit zunehmendem Grad der Gewebezerstörung beim maschinellen Schälen nimmt jedoch die Aufnahme an Sulfit zu, wie dies beim Karborundschälverfahren besonders dann der Fall ist, wenn die Beläge schon stumpf geworden sind.

Die sulfitierten Kartoffeln müssen vor dem Garen beim Endverbraucher gut gewaschen werden, um die noch anhaftenden Sulfitionen weitestgehend zu entfernen. Ein Teil des verwendeten Sulfits kann jedoch an organische Substanz gebunden zurückbleiben; es wird aber durch den Garprozeß größtenteils oxydiert.

Tabelle 9 enthält die experimentell ermittelten Restgehaltswerte an Schwefeldioxid in mg-Prozent für die unterschiedlich gegarten, nach dem Laugenschälen sulfitierten Kartoffeln. Auffällig ist, daß die im rohen Zustand vor der Zubereitung zerkleinerten Kartoffelproben (rohe Klöße, Kartoffelpuffer), bei denen das Schwefeldioxid über die gesamte Kartoffelmasse verteilt ist, deutlich niedrigere Restgehaltswerte als beispielsweise gargezogene Salzkartoffeln oder Bratkartoffeln aufweisen.

Tabelle 9
Restgehaltswerte an Schwefeldioxid in verschieden zubereiteten Kartoffeln, die mit Lauge geschält wurden (Angaben in mg/100 g Kartoffeln)

Zubereitung	Restgehalt
Salzkartoffeln	0,79
	0,38
	0,82
	0,48
	1,05
Bratkartoffeln	1,08
Kartoffelbrei	0,62
Brühkartoffeln	0,65
Kartoffelpuffer	0,63
Klöße aus rohen Kartoffeln	0,58
Klöße aus gekochten Kartoffeln	0,68

Hötzel [11] sieht die Aufnahme von 7 mg Schwefeldioxid/Tag selbst für einen suboptimal mit Vitamin B_1 versorgten, 70 kg wiegenden Menschen als absolut unbedenklich an. Da der Prokopfverbrauch an Kartoffeln in der DDR zur Zeit bei etwa 310 g/Tag liegt, dürften mit einer Portion gegarter Kartoffeln im Höchstfall lediglich 3,5 mg Schwefeldioxid aufgenommen werden.

Außerdem verfügt der Mensch über eine sehr aktive Sulfitoxydase, die das Sulfit zu unschädlichem Sulfat oxydiert. Zudem tritt im Stoffwechsel ständig als Zwischenprodukt eine gewisse Menge an Sulfit auf.

Bei 10 bis 20% der Bevölkerung sollen jedoch nach Stevelink [29] und Kerstan [13] gegenüber kleinen Mengen Schwefeldioxid Übelkeit, Erbrechen und Durchfall infolge lokaler Reizwirkungen auf Magen- und Darmschleimhäute auftreten. Eine auslösende Grenzdosis ist für Menschen jedoch nicht anzugeben. Einige Personen vertragen 2 g SO_2 pro Tag ohne Symptome, andere reagieren bereits auf Dosen zwischen 10 und 50 mg mit subjektiven Beschwerden [6, 20]. Bei zu langem Tauchen der geschälten Kartoffeln im Bisulfitbad bildet sich später ein Belag auf der Knollenoberfläche, es entwickelt sich ein unangenehmer Geruch, und die Farbe verändert sich negativ. Das sind Erscheinungen, die in ihrem kausalen Zusammenhang von Mitchell [22] näher untersucht wurden und die bei uns häufig beobachtet werden können. Ein zu langer Kontakt mit Bisulfit kann auch dadurch zustande kommen, daß sich die von den sulfitierten Kartoffeln abtropfende Bisulfitlösung auf dem Boden des Transportbehältnisses ansammelt, in dem die unterste Schicht der Kartoffeln zu liegen kommt. Es muß deshalb unbedingt sorgsam auf gutes Abtropfen der behandelten Kartoffeln vor dem Abfüllen geachtet werden.

Es fehlte nicht an Versuchen, das Sulfit durch andere, weniger gesundheitlich bedenkliche und sich sensorisch weniger nachteilig auswirkende Substanzen zu ersetzen. Jedoch blieb diesen bisher ein voller Erfolg versagt. Es sei hierzu auf die Dissertation von Töpfer [31] verwiesen, in der die gesamte Literatur auf diesem Gebiet ausgewertet wurde. Außerdem wurden in dieser Untersuchung 75 ausgewählte chemische Verbindungen und 17 Kombinationen in ihrem Einfluß auf die Rohverfärbung geprüft mit dem Ziel, die Haltbarkeit geschälter Kartoffeln bis auf 72 Stunden zu verlängern. Keine der getesteten Chemikalien war wirksamer als die Sulfite. Auch zeigten sie sich in ihren Auswirkungen auf die sensorischen Eigenschaften von noch größerem Nachteil als die Sulfite.

Zum 4. Teilaspekt

In zentralen Einrichtungen geschälte Kartoffeln zeigen manchmal eine Verhärtung der Oberfläche nach dem Kochen. Hierfür kommen die folgenden Ursachen in Betracht [33]:

- Noch nicht voll ausgereifte Knollen
- Verwendung nicht sortenreiner Kartoffeln. Es können dadurch Unterschiede im Garzustand eintreten, die fälschlicherweise dem Schälen angelastet werden
- Bei zu langer und hoher Hitzeeinwirkung im Laugenschälgerät entstehender Verbrennungsring
- Überschreiten der gesetzlich vorgeschriebenen Sulfitionenkonzentration und der Behandlungsdauer beim Sulfitieren geschälter Kartoffeln
- Transport und Aufbewahrung sulfitierter Kartoffeln unter Wasser [26]
- Verwendung zu harten Wassers zum Aufbewahren und Kochen
- Zu langes Aufbewahren zentral geschälter Kartoffeln bis zum Verbrauch. Die gesetzlich auf 36 h festgelegte Zeitspanne zwischen Schälen und Verbrauch sollte bei nicht ausgereiften, neuen Kartoffeln auf möglichst 10 h gesenkt werden.

Die Verhornung geschälter Kartoffeln ist also kein spezifischer Vorgang des Sulfitierens oder des Laugenschälens, wie oft behauptet, inzwischen aber eindeutig widerlegt ist. Vielmehr spricht alles dafür, daß die Verhornung eine Folge biochemischer Reaktionen ist, die ursächlich durch Zerreißen der Zellstrukturen oder thermischer Belastung einzelner Gewebeschichten hervorgerufen wird und die lediglich durch Chemikalien, Temperatur und agrotechnische Maßnahmen begünstigt wird. Es handelt sich demnach um einen durchaus vermeidbaren Vorgang, dem in der Praxis mehr Aufmerksamkeit geschenkt werden sollte.

In diesem Zusammenhang sei ebenfalls auf das Rundschreiben Nr. 4/65 [1] verwiesen, in dem die Aufbewahrungszeit der Kartoffeln nach dem Schälprozeß an der Luft vorgeschrieben und auf maximal 36 h befristet ist. Weiterhin wird die Aufbewahrung bei einer Temperatur zwischen 3 bis 6 °C verlangt. Auf die Notwendigkeit einer Aufbewahrung der sulfitierten Kartoffeln bei einer Temperatur nicht über 6 °C wird mehrfach hingewiesen, so z. B. von Mitchell [22], Lund [17] und Töpfer [31].

Die Kühllagerung der geschälten Kartoffeln kann verbessert werden, indem bereits die Bisulfitlösung gekühlt wird, die Behältnisse relativ klein gehalten werden und so stapelbar sind, daß die Luft gut zirkulieren kann.

Zusammenfassung

Es leiten sich folgende Forderungen der Ernährungswissenschaft an die Schältechnologie ab:

- Es sind Schälverfahren anzuwenden, die geringe Masseverluste verursachen und bei denen möglichst der Gefäßbündelring vollständig erhalten bleibt. Hier haben eindeutig alle Schälverfahren den Vorzug, deren Schälmedium sich gleichmäßig an die Unebenheiten der Knollenoberfläche anpassen, und das sind insbesondere das Laugen- und Dampfschälen
- Es sind solche mechanischen Nachbehandlungsverfahren beim Laugen- oder Dampfschälen zu vermeiden, die die Oberfläche der geschälten Kartoffeln aufrauhen. Der Einsatz von Bürstenabriebgeräten wird dringend empfohlen
- Bei Anwendung des Laugenschälverfahrens sind die Schälbedingungen zu optimieren und ihre Einhaltung zu kontrollieren: Laugenkonzentration, Temperatur, Schälzeit und Vorwärmen der Kartoffeln
- Bei Einsatz mechanischer Verfahren kann auf eine größenmäßige Vorsortierung der Kartoffeln im Interesse der Senkung der Masseverluste nicht verzichtet werden. Verfahren, die zu starker Oberflächenzerklüftung führen oder bei denen hohe Zentrifugalkräfte wirken, sollten allmählich durch schonendere Verfahren ersetzt werden
- Beim Sulfitieren ist auf genaue Einhaltung der gesetzlich vorgeschriebenen Bedingungen zu achten und die Einhaltung der Konzentration zu kontrollieren. Die sulfitierten Kartoffeln sollte man unbedingt vor dem Verpacken gut abtropfen lassen
- Die Kühllagerung ist unbedingt zu gewährleisten, weil sie die einzige Möglichkeit zur Verringerung der Verhornung darstellt, die Wirksamkeit des Sulfits unterstützt und unabdingbar für eine Verhinderung von Verderb und Qualitätsminderungen ist.
- Es ist auf die Großverbraucher einzuwirken, daß sie die Kühllagerkette fortzusetzen haben und die Kartoffeln nicht unter Wasser aufbewahren.
- Es sollte der im Rahmen eines Gerichtsverfahrens beim Bezirksvertragsgericht Potsdam ausgearbeitete Mustervertrag in den Beziehungen zwischen Schälbetrieben und Verbrauchern zur Anwendung kommen, in dem besonders auf die Sicherung der Qualität eingegangen wird [35].

Literaturhinweise

[1] Rundschreiben Nr. 4/65 des Ministeriums für Gesundheitswesen der DDR, Staatliche Hygieneinspektion, vom 15. 4. 1965 an die Räte der Bezirke, Abt. Gesundheits- und Sozialwesen, und an die Bezirkshygiene-Institute

[2] Andreotti, R., M. Tomasicchio u. F. Castelvetri: Ind. Conserve (Parma) **51** (1976) 199

[3] Balfoort, A. J. M. u. A. Stevelink: Voeding **27** (1966) 167

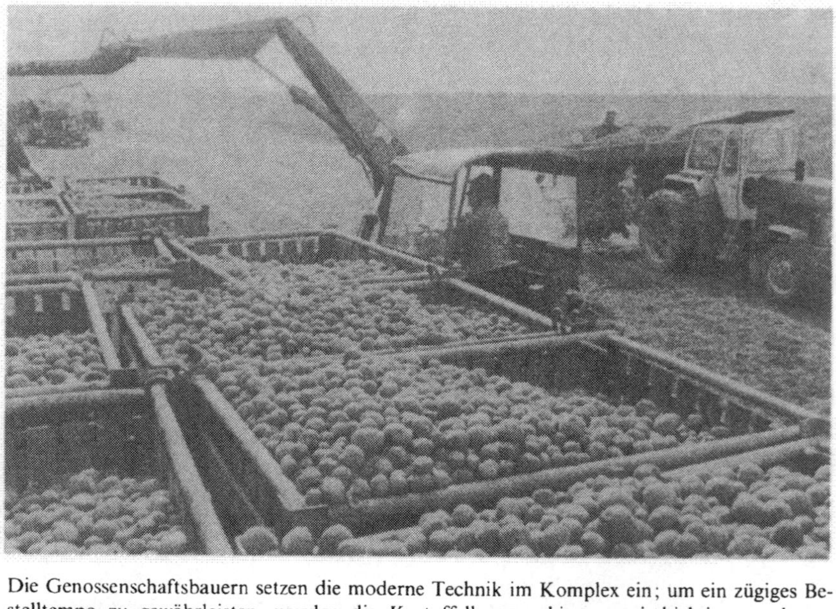

Die Genossenschaftsbauern setzen die moderne Technik im Komplex ein; um ein zügiges Bestelltempo zu gewährleisten, wurden die Kartoffellegemaschinen zweischichtig ausgelastet. Dabei erleichterte der Einsatz von Großcontainern die Arbeit wesentlich und beeinflußte das Tempo der Frühjahrsarbeiten positiv

[4] Buri, R., V. Signer u. J. Solms: Lebensmittel-Wissenschaft u. Technologie **3** (1970) 63
[5] Gorun, E. G., M. B. Karczevskaja u. N. S. Egorova: Konservnaja i Ovoshtesushil' naja Prom. (Moskau) **7** (1973) 20
[6] Gräf, W.: Deutsche Lebensmittel-Rundschau **55** (1959) 202
[7] Günther, F. u. O. Burckhart: Deutsche Lebensmittel-Rundschau **60** (1964) 315
[8] Hansen, F., E. Brandt u. E. Hoff-Jørgensen: Tidsskr. Planteavl. **61** (1957) 292
[9] Harrington, W. O., P. C. Mayer, H. L. Olsen, W. R. Mullins u. A. L. Potter jr.: Food Technol. **10** (1956) 340
[10] Hoppe, K. u. M. Zobel: Die Lebensmittel-Industrie **22** (1975) 26
[11] Hökel, D.: Einfluß suboptimaler Versorgung mit B-Vitaminen auf die Belastungsfähigkeit des Stoffwechsels. Schriftenreihe des Instituts für Ernährungswissenschaft der Justus-Liebig-Universität, Gießen—Hamburg—Berlin (West); B. Behrs-Verlag G.m.b.H. 1962
[12] Kempf, W., K.-H. Fehn u. W. Bergthaler: Potato Res. **19** (1976) 357
[13] Kerstan: Probleme der chemischen Behandlung von geschälten Kartoffeln. Vortrag auf der Tagung des FV Lebensmittelchemie Nord am 24. 4. 1970 in Kühlungsborn
[14] Kofranyi, E.: Die Nahrung **11** (1967) 863
[15] Kraut, H.: Naturwissensch. **50** (1963) 654
[16] Lauersen, F. u. G. Fries: Angew. Kochwissenschaft **4** (1943) 123
[17] Lund, B. M.: J. appl. Bacteriol. (London) **31** (1968) 479
[18] Mapson, L. W., T. Swain u. A. W. Tomahn: J. Sci. Food Agric. **14** (1963) 673
[19] Mapson, L. W. u. H. G. Wager: J. Sci. Food Agric. **12** (1961) 43
[20] Marquardt, P.: Deutsche Lebensmittel-Rundschau **57** (1961) 1
[21] Meiklejohn: Biochem. J. **37** (1943) 349
[22] Mitchell, R. S.: CSIRO Food Research Quarterly **33** (1973) 43
[23] Oser, B. L.: Am. dietet. J. Ass. **27** (1951) 396
[24] Potapov, F. F.: Vopr. Pitanija (Moskau) **31** (1972) H. 3, 94
[25] Talburt, W. F. u. O. Smith: Potato Processing. The AVI Publ. Co., Inc. Westport, Connecticut, USA, 3. Auflage 1975
[26] Reinhold, W.: Z. ges. Hygiene **15** (1969) 855
[27] Schuphan, W.: Landw. Forsch. **10** (1957) 201
[28] Somogyi, J. C.: Int. Z. Vitaminforschg. **34**, 122
[29] Stevelink, Ir. A.: Sulfiet als chemisch middel tegen de brunkleuring van geschilden aard appelen. Publikatie 121 des Instituut voor Bewaring en Verwerking van Landbauwproduktion, Wageningen 1964
[30] Talburt, W. F. u. O. Smith: Potato Processing. The AVI Publ. Co., Inc. Westport, Connecticut, USA, 3. Auflage 1975
[31] Töpfer, S.: Möglichkeiten zur Verhinderung der Rohverfärbung geschälter Kartoffeln. Diss. Martin-Luther-Universität Halle-Wittenberg 1973
[32] Völksen, W.: Z. Lebensmittel-Unters. u. -Forsch. **91** (1950) 7
[33] Zobel, M.: Die Lebensmittel-Industrie **16** (1969) 59
[34] Zobel, M.: Die Lebensmittel-Industrie **17** (1970) 185
[35] Bierwagen, E. u. M. Zobel: Ernährungsforschung 23 (1978) 176

Prof. Dr. habil. M. Zobel
Handelshochschule
Leipzig

F. Kretzschmann

Zur Bedeutung von Fremdstoffen in Nahrung und Ernährung*

Fremdstoffe sind Stoffe, die in der Nahrung enthalten sind und mit dieser vom Menschen aufgenommen werden. Sie sind durch menschliches Tun entstanden und durch menschliches Einwirken in die Lebensmittel gelangt. Sie sind daher fremd im Sinne von unnatürlich (Fremdstoffe in der Nahrung), in vielen Fällen aber auch fremd im Sinne der ernährungsphysiologischen Prozesse im Organismus (Fremdstoffe in der Ernährung). Sie sollten eigentlich in Nahrung und Ernährung nicht enthalten sein, aber erstens läßt sich das nicht gänzlich vermeiden und zweitens wäre eine solche Forderung, wenn sie Anspruch auf absolute Gültigkeit erhebt, sogar falsch. Zweifellos stellen Fremdstoffe ein ernährungsphysiologisch-toxikologisches Problem dar, aber im allgemeinen auch nur dann, wenn ihre Konzentrationen in der Nahrung ein bestimmtes Maß übersteigen. Andererseits gibt es Fremdstoffe, deren Anwesenheit in Lebensmittel auf die Anwendung intensiver Produktionsmethoden in der Landwirtschaft zurückzuführen ist, ohne die wir unseren heutigen Nahrungsbedarf und erst recht den in der Zukunft gar nicht mehr decken könnten.

Es gibt Fremdstoffe, die unsere Lebensmittel vor Verderb oder Qualitätsminderung schützen und damit den Verbraucher mitunter sogar vor Schlimmerem bewahren, und es gibt Fremdstoffe, die den Ernährungswert unserer Lebensmittel erhöhen und für bestimmte diätetische Zwecke unentbehrlich geworden sind. Man kann also über Fremdstoffe nicht ein Pauschalurteil fällen, wozu man im ersten Moment geneigt ist, weil schon der Begriff „Fremdstoff" die Vorstellung erzeugt, daß es sich um etwas handelt, was nicht hergehört und infolgedessen abzulehnen ist. Man muß von Fall zu Fall Nutzen und Nachteil gegeneinander abwägen und miteinander in Einklang bringen, dabei natürlich das gesundheitliche Risiko so gering wie nur möglich halten. Dieses Risiko zu kennen, heißt aber bereits, geeignete Gegenmaßnahmen ergreifen zu können. Dabei können alle, die mit der Produktion, der Zubereitung und Verteilung von Lebensmitteln zu tun haben (und nicht nur die vom Staat dazu beauftragten Einrichtungen des Gesundheitswesens), ihren Beitrag leisten, indem sie sich ihrer Mitverantwortung für das gesundheitliche Wohl der Bevölkerung bewußt sind und danach handeln.

Fremdstoffe sind ein Sammelbegriff. Chemisch gesehen, kann es sich um die verschiedenartigsten Substanzen handeln. Ihnen allen gemeinsam ist nur, daß sie für die Nahrung und die Ernährung fremd sind. Aber auch das ist nicht in allen Fällen ein ausreichendes Kriterium.

Es gibt Fremdstoffe, z. B. die sogenannten Schwermetallverunreinigungen, die nur dann als Fremdstoffe betrachtet werden, wenn sie in unnatürlich großen Mengen vorkommen, die aber in kleinen Mengen völlig natürlich sind, in dieser Form schon seit allen Zeiten vom Menschen aufgenommen werden und als essentielle Spurenelemente sogar eine lebenswichtige Funktion besitzen. Außerdem gibt es Stoffe, die eigentlich natürlichen Ursprungs sind, aber den-

* Vortrag, gehalten auf der III. Fortbildungstagung für Ernährungstechniker und Kochinstrukteure der Wissenschaftlichen Sektion Gesellschaftliche Speisenwirtschaft im FV Lebensmittelindustrie der KDT, 1978 in Kühlungsborn.

noch als Fremdstoffe gelten, da sie in die Lebensmittel, in denen sie angetroffen werden, nicht gehören und dort wie andere Fremdstoffe unerwünscht sind. (z. B. gewisse Stoffwechselprodukte von Mikroorganismen, Um- und Abbauprodukte von Verderbnisprozessen). Abgesehen von den rein synthetischen Stoffen in der Nahrung, die klar als Fremdstoffe zu definieren sind, sind die Grenzen zwischen Fremdstoff und Naturstoff also nicht immer eindeutig gezogen. Da auch Naturstoffe eine gesundheitsschädigende Wirkung haben und sogar ausgesprochen toxisch sein können, rückt man im internationalen Maßstab mehr und mehr vom Fremdstoffbegriff ab. Dennoch ist es aus praktischen Gründen angebracht, den Fremdstoffbegriff weiterhin zu verwenden.

Einteilen lassen sich die Fremdstoffe nach verschiedenen Gesichtspunkten, nach chemischen Stoffklassen, nach ihrer Toxizität usw. Für die Betrachtung der Fremdstoffe unter dem Gesichtspunkt ihrer Bedeutung für Nahrung und Ernährung, und zwar sowohl im positiven als auch im negativen Sinne, ist es nach meiner Ansicht am zweckmäßigsten, sie in drei große Kategorien einzuteilen:

1. Verunreinigungen im weitesten Sinne
2. Rückstände von Agrochemikalien, Tierbehandlungsmitteln und anderen zur Ertragssteigerung eingesetzten chemischen Mitteln
3. Zusatzstoffe

Lebensmittel-Verunreinigungen

Unter Verunreinigungen oder Kontaminanten sind in erster Linie die Fremdstoffe zu verstehen, die durch Umweltverschmutzung in und auf Lebensmittel gelangen. Die Hauptverursacher sind Industrie und Verkehr, aber auch Städte und Gemeinden sowie einzelne Haushalte können nicht unerheblich zur allgemeinen Umweltverschmutzung beitragen.

Primär sind Pflanzen und damit pflanzliche Lebensmittel mit Umweltkontaminanten behaftet. Aber auch in Produkten tierischer Herkunft kommen solche Fremdstoffe vor, da die Nutztiere die kontaminierten Futterpflanzen aufnehmen. Im tierischen Organismus kann es sogar zu einer Anreicherung kommen. Die Zahl der möglichen Kontaminanten ist fast unübersehbar groß. Toxikologisch von besonderer Bedeutung sind bestimmte Schwermetalle, vor allem Blei, Quecksilber, Kadmium, aber auch andere Elemente wie Arsen, weil sie sich, wenn sie erst einmal in die Biosphäre gelangt sind, nur schwer wieder daraus entfernen lassen und sich in lebenden Organismen, auch in menschlichen, anreichern können. Dasselbe trifft auch für schwer abbaubare, wasserunlösliche organische Verbindungen zu, unter denen sich hoch toxische Vertreter befinden. Als bekannteste Beispiele seien nur die polychlorierten Biphenyle genannt, die eine breite Anwendung als technische Hilfsmittel aller Art gefunden haben, und das Tetrachlordibenzo-p-dioxin, abgekürzt TCDD (das bei der Katastrophe in Seveso vor etwa 2 Jahren die Ursache für die schweren Vergiftungen gewesen ist, die damals auftraten), das eines der toxischsten Gifte ist, das wir kennen. Als gleichfalls gefährliche Umweltgifte sind die kanzerogenen Polyaromaten (3,4-Benzpyren u. a.) zu nennen, die schon in kleinsten Konzentrationen, aber bei fortwährender Aufnahme Krebs erzeugen können.

Ebenfalls hochtoxische Lebensmittelverunreinigungen sind bestimmte Toxine von Pilzen, Bakterien und anderen Mikroorganismen. Sie entstehen durch die Lebenstätigkeit von Schadmikroben, wenn diese Lebensmittel befallen und auf ihnen wachsen. Zu diesen Verunreinigungen gehören so klassische Vertreter wie das Botulinus-Toxin sowie eine Reihe anderer Toxine, deren Existenz erst seit einigen Jahren bekannt ist, z. B. die Mykotoxine. Deren bekannteste Vertreter sind die Aflatoxine; aber es werden immer neue entdeckt und es besteht kein Zweifel, daß wir längst noch nicht alle Toxine kennen, die in oder auf Lebensmitteln vorkommen können.

Sämtliche Verunreinigungen sind in Lebensmitteln gänzlich unerwünscht und in den meisten Fällen auch vermeidbar. Wo sie nicht vermeidbar sind, können sie durch entsprechende Schutzbzw. Vorbeugemaßnahmen auf ein gesundheitlich vertretbares Maß reduziert werden. Umweltbedingte Verunreinigungen können natürlich nur durch umfassende staatliche Maßnahmen und Anordnungen, am besten auf der Basis internationaler Vereinbarungen und Abkommen, gebannt werden. Aber auch der Einzelne kann und muß seinen Beitrag dazu leisten, auch wenn er meint, daß sein Anteil unerheblich sei.

Viele kleine Sünden können auch zu einem erkennbaren Schaden führen. Was Mykotoxine und andere Schadstoffe dieser Art betrifft, so kann ihre Entstehung durch Sauberkeit beim Umgang mit Lebensmitteln, Kühlhalten und andere konservierende Maßnahmen vermieden werden. Hier können Konservierungsmittel, eine andere Gruppe von Fremdstoffen, die aber zu den Lebensmittelzusatzstoffen gehören, eine positive Rolle spielen, indem ihre Anwesenheit die Bildung gesundheitsschädigender Stoffe verhindert.

Rückstände in Lebensmitteln

Rückstände von Agrochemikalien und anderen zur Steigerung der landwirtschaftlichen Produktion eingesetzten Substanzen, die zweite große Kategorie der Fremdstoffe, sind in Lebensmitteln ebenso unerwünscht wie die Kontaminanten, denn es handelt sich hier durchweg um biologisch hochaktive Stoffe, die im Organismus eine erhebliche Giftwirkung entfalten können. Aber im Gegensatz zu den Kontaminanten gelangen diese Fremdstoffe durch den bewußten Einsatz von Chemikalien als deren unvermeidliche Rückstände in die Nahrung und man hat es in der Hand, die Anwendung dieser Chemikalien so zu regeln, daß Rückstände entweder gar nicht, d. h. in analytisch nicht nachweisbaren Konzentrationen, oder in so geringen Mengen auftreten, daß gesundheitsschädigende Wirkungen beim Menschen nicht zu erwarten sind. Das geschieht durch sorgfältige Auswahl der einzusetzenden Stoffe, durch Festlegung von Anwendungsvorschriften (Höchstmengen, Art und Weise der Anwendung u. ä.) sowie durch Festlegung von Karenzzeiten, d. h. Mindestfristen zwischen der letzten Anwendung und der Ernte bzw. der Schlachtung. Außerdem werden von den Organen des Gesundheitswesens die höchstzulässigen Rückstandskonzentrationen festgelegt und kontrolliert.

Zur Anwendung zugelassen werden nur solche Mittel, die gegenüber dem Warmblüterorganismus eine verhältnismäßig geringe Toxizität aufweisen oder die unter den Bedingungen ihres Einsatzes schnell abgebaut und damit entgiftet werden. Am besten ist es natürlich, wenn sie beide Eigenschaften vereinigen, aber das läßt sich leider nicht immer erreichen. Vor die Wahl gestellt, einen mäßig toxischen, aber schwer abbaubaren Stoff zu verwenden oder einen höher toxischen, der aber rasch verschwindet, wird man sich immer für den schneller abbaubaren Stoff entscheiden, auch wenn seine akute Giftwirkung größer ist. Schwer abbaubare Verbindungen können nämlich zu einer weitaus größeren Gefahr für den Menschen werden, da ihre Giftwirkung lange anhält und zu einer erst später sichtbaren Schädigung führen kann, vor allem dann, wenn sie wenig wasserlöslich sind und daher auch nicht wieder ausgeschieden, sondern in bestimmten Stellen des Organismus, z. B. im Fettgewebe, gespeichert werden. Derartige „persistente Stoffe", d. h. Stoffe, deren Wirkung lange über den Zeitraum hinaus erhalten bleibt, für den ihr Einsatz ursprünglich vorgesehen war, werden mehr und mehr aus dem Verkehr gezogen. Das bekannteste Beispiel dafür ist das Schädlingsbekämpfungsmittel DDT. Es wird nur langsam abgebaut und ist jahrzehntelang in solchen Mengen angewendet worden, daß es heute auch dort angetroffen wird, wo es nie zum Einsatz gekommen ist. Sogar im Schnee der Antarktis sind Spuren von DDT nachgewiesen worden. Heute wird DDT nur noch für bestimmte Zwecke, wo es unentbehrlich ist und nicht in Lebensmittel gelangen kann, angewendet, in der Landwirtschaft ist es durch andere Schädlingsbekämpfungsmittel abgelöst worden.

Früher waren die sogenannten Pestizide oder Pflanzenschutz- und Schädlingsbekämpfungsmittel, d. h. Mittel zur Bekämpfung von Schadinsekten, Pilzen, Würmern, Nagetieren und Unkräutern, die einzigen chemischen Mittel mit hoher biologischer Wirkung, die in der Landwirtschaft angewendet worden sind. Auch heute ist ihre Bedeutung noch sehr groß und wird in Zukunft sogar noch größer werden. Inzwischen hat sich aber die Palette der in der Landwirtschaft einsetzbaren Chemikalien wesentlich erweitert. Zu den schon klassischen Pestiziden sind die große Gruppe der Mittel zur biologischen Prozeß-Steuerung (abgekürzt MBP), Bodenverbesserungsmittel, Masthilfsmittel und viele andere Gruppen hinzugekommen. Diese Vielfalt der Stoffe, die in unseren Lebensmitteln theoretisch und auch praktisch als Rückstände vorkommen kann, vervielfältigt auch das gesundheitliche Risiko, das mit ihrem Einsatz verbunden ist. Die Anwendung dieser Stoffe ist aber eine zwingende Notwendigkeit, um in der Landwirtschaft die Produktion von Nahrungsmitteln steigern und moderne, rationellere Methoden einführen zu können. Um eine Gesundheitsgefährdung für den Verbraucher ausschließen zu können, sind gute theoretische Grundkenntnisse über die bestehenden Zusammenhänge und ein verantwortungsbewußtes Handeln wichtige Voraussetzungen. Auf der anderen Seite ermöglicht aber gerade die industriemäßige Durchführung der landwirtschaftlichen Produktion auch eine wissenschaftlich fundierte Anwendung dieser Chemikalien, d. h. eine Art der Anwendung, die bei maximaler Effektivität ein Minimum an Rückständen und damit ein Minimum an gesundheitlichem Risiko garantiert.

Überdosierungen, wie sie beim privaten Kleingärtner aus Unkenntnis der Gefahren und in dem Bestreben, eine möglichst hohe Wirkung zu erzielen, etwa nach dem Motto „viel hilft viel" mitunter angewendet werden, kommen hier nicht vor. Solche Überdosierungen stellen eine weit größere gesundheitliche Gefahr dar als kontrolliert angewendete Chemikalien in Großbetrieben.

Lebensmittel-Zusatzstoffe

Die dritte und letzte große Kategorie der Fremdstoffe sind die Lebensmittelzusatzstoffe. Zusatzstoffe sind Fremdstoffe, die Lebensmitteln bewußt zugesetzt werden und deren Bestimmung es ist, im unveränderten oder veränderten Zustand mitgegessen zu werden. Aus diesem Grunde werden an Zusatzstoffe besonders hohe Anforderungen an ihre lebensmitteltoxikologische Unbedenklichkeit gestellt. Schon die akute Toxizität muß gering sein, aber noch wichtiger ist ihre chronische Toxizität. Sie dürfen in den Konzentrationen, in denen sie eingesetzt werden, auch bei Daueraufnahme nicht die geringsten Schädigungen hervorrufen. Stoffe mit krebserregenden, genverändernden, embryogefährdenden und anderen tiefgehenden Gifteigenschaften dürfen als Zusatzstoffe nicht verwendet werden.

Für die Zulassung einer Substanz als Lebensmittelzusatzstoff genügt aber nicht die toxikologische Unbedenklichkeit allein. Mit ihrem Einsatz muß auch ein echter technologischer, sinnesphysiologischer oder diätetischer Nutzeffekt verbunden sein. Denn der Gesetzgeber geht von dem Grundsatz aus, daß von Fremdstoffen „so wenig wie möglich und nicht mehr als nötig" in Lebensmittel gelangen sollen. Die zugelassenen Höchstmengen beziehen sich darum auch immer auf das für den Anwendungszweck notwendige Mindestmaß und nicht auf das toxikologisch Zulässige. (Dieses darf natürlich nicht unter dem technologisch Notwendigem liegen, sonst kann eine Zulassung nicht ausgesprochen werden.) Anwendungszwecke, die den Einsatz von Zusatzstoffen rechtfertigen, sind Erhaltung oder Verbesserung des ernährungsphysiologischen Wertes, Verlängerung der Haltbarkeit, Verbesserung des Geschmacks, des Geruchs und des Aussehens, Verbesserung der Konsistenz oder eine erwiesene diätetische Notwendigkeit.

Zu ergänzen ist noch, daß nicht alle Zusatzstoffe Fremdstoffe sind. Einige Stoffe sind natürlichen Ursprungs, wie Zitronensäure, Weinsäure, Milchsäure, Essigsäure, Vitamine, Lezithin, Gelatine, Agar-Agar und viele andere. Sie gelten auch dann als natürliche Stoffe, also nicht als Fremdstoffe, wenn sie synthetisch hergestellt worden sind. Auch für diese Art Zusatzstoffe gibt es jedoch Höchstgrenzen, die nicht überschritten werden dürfen, allerdings liegen diese Limits meist weit über den technologisch notwendigen Konzentrationen, ihre Anwendung regelt sich damit von selbst. Die Notwendigkeit, solche Höchstgrenzen auch für natürliche Zusatzstoffe festzulegen, ist schon seit langem erkannt worden, denn die natürliche Herkunft eines Stoffes weist ihn nicht von vornherein als einen toxikologisch unbedenklichen Stoff aus. So ist beispielsweise die Salizylsäure, die früher eine breite Verwendung als Konservierungsmittel gefunden hatte und die in verschiedenen Stein- und Beerenobstsorten vorkommt, heute als Zusatzstoff nicht mehr erlaubt. Kumarin, der Aromastoff des Waldmeisters, ist als toxisch erkannt worden, und darum sind bei uns in der DDR schon seit einigen Jahren Waldmeisterlimonaden und Waldmeistersirupe nicht mehr im Handel.

Zusatzstoffe gehören auch zu den ältesten Fremdstoffen, die die Menschheit kennt. Schon die alten Griechen sollen ihre Weinfässer geschwefelt haben. Sie haben also, ohne es allerdings zu wissen, den Fremdstoff Schwefeldioxid, der noch heute einer der wichtigsten und kaum zu entbehrenden Zusatzstoffe ist, in die Lebensmittelbehandlung eingeführt. Auch die Verwendung von Salpeter zum Pökeln von Fleisch ist schon seit langen Zeiten bekannt.

Allerdings ist auch viel Unfug mit Zusatzstoffen getrieben worden. So wurden in früheren Jahrhunderten von den Handwerksmeistern, in deren Händen die Lebensmittelherstellung lag (Bäker, Fleischer usw.) in biederer Unkenntnis sogar quecksilber-, blei- und chromhaltige Farben zur Verzierung beispielsweise von Pfefferkuchen verwendet. Welcher Schaden damit angerichtet worden ist, weiß niemand. Wenn sich die Vergiftungen in Grenzen gehalten haben, so wohl nur deshalb, weil es sich um Luxusartikel handelte, die sich die meisten nur selten, oft nur zu besonderen Anlässen leisten konnten. In der zweiten Hälfte des vorigen Jahrhunderts, als die Anilinfarben aufkamen und sich eine chemische Industrie entwickelte, die in der Lage war, alles mögliche herzustellen, nahm das „Verschönern" von Lebensmitteln, meist in der Absicht des Fälschens und Übervorteilens des Kunden, so überhand, daß ein Lebensmittelgesetz und einige Nachfolgegesetze zum Schutze des Konsumenten erlassen werden mußten. Damals wurde festgelegt, welche Stoffe, in erster Linie handelte es sich um Farbstoffe, nicht verwendet werden durften. Alle anderen waren erlaubt. Bald stellte sich aber heraus, daß die Verbotsliste immer umfangreicher hätte werden müssen und kaum noch zu übersehen, geschweige denn zu kontrollieren gewesen wäre. Deshalb wurden die sogenannten Positivlisten geschaffen, d. h. es wurden nur noch die Stoffe aufgezählt, deren Verwendung erlaubt war. Alle anderen Stoffe wurden verboten. Diese Verfahrensweise hat sich heute in allen Ländern der Erde durchgesetzt.

Als Zusatzstoffe können die verschiedensten Klassen chemischer Verbindungen Anwendung finden. Die Zusatzstoffe einzuteilen ist daher sehr schwer. Am besten bewährt sich noch die Einteilung nach dem Verwendungszweck wie Konservierungsmittel, Emulgatoren, Stabilisatoren, Farbstoffe, Aromastoffe usw. Eine Grobeinteilung kann erfolgen in

— Zusatzstoffe mit chemischer Wirkung
— Zusatzstoffe mit physikalischer Wirkung
— Zusatzstoffe mit physiologischer Wirkung

Die Stoffe mit chemischer Wirkung besitzen unter den Zusatzstoffen die höchsten Toxizitätswirkungen, was auf ihre chemische Reaktionsbereitschaft zurückzuführen ist. Allerdings genügen auch schon geringe Konzentrationen, um den gewünschten Einsatzzweck zu erreichen. Die Anwendungskonzentrationen liegen in der Größenordnung von 0,01 bis 0,5 %. Zu den Zusatzstoffen mit chemischer Wirkung gehören Konservierungsmittel, Antioxydantien, Bleichmittel und farbstabilisierende Mittel. Konservierungsmittel verlängern die Haltbarkeit von leicht verderblichen Lebensmitteln, indem sie das Wachstum von Mikroorganismen hemmen. Wie schon erwähnt, wird damit auch die Entstehung von Toxinen verhindert, so daß also nicht nur ein werterhaltender, sondern auch ein gesundheitsbewahrender Effekt erzielt wird, denn die Toxinbildung und damit die Möglichkeit einer Vergiftung kann schon in einem Stadium des Mikrobenbefalls eintreten, in dem das betreffende Lebensmittel vom Laien noch nicht als verdorben erkannt wird. Eine ähnliche Funktion haben Antioxydantien. Sie schützen Lebensmittel, insbesondere Fette, vor einem Angriff des Luftsauerstoffs und bewahren sie so vor dem Ranzigwerden, unangenehmen Verfärbungen und anderen Veränderungen, die nicht nur mit Wertminderungen, sondern auch mit der Entstehung gesundheitlich bedenklicher Verbindungen verbunden sein können. Eine erhebliche Minderung des Ernährungswertes liegt dann vor, wenn Vitamine zerstört werden. Einige sind gegenüber Luftsauerstoff besonders empfindlich und unterliegen daher zuerst der Zerstörung durch Oxydation.

Bleichmittel und farbstabilisierende Mittel werden heute nicht mehr in solchem Umfang eingesetzt wie das früher der Fall war, weil die „Verschönerung des Aussehens“ nicht mit einer Werterhaltung einhergehen muß. Seine Bedeutung sowohl als Bleichmittel als auch als Konservierungsmittel hat das Schwefeldioxid bzw. die schweflige Säure behalten. Der technologische Nutzen seiner Verwendung ist so groß, daß man auf Schwefeldioxid nicht verzichten kann, auch wenn diese Verbindung Vitamin B_1 (Thiamin) zerstört. Man darf es nur nicht dort einsetzen, wo eine wichtige Vitamin-B_1-Quelle für den Menschen ausgeschaltet werden könnte. Zur Behandlung von rohem Obst und rohen Kartoffeln zur Verhinderung des Braunwerdens ist Schwefeldioxid jedoch unübertroffen. Dabei wird zugleich Vitamin C vor zu schneller Zerstörung durch Oxydation geschützt. Bei Verwendung des Schwefeldioxids zu diesen Zwecken geht man jedoch davon aus, daß im Lebensmittelprodukt nur noch Spuren dieses Fremdstoffs vorhanden sind, denn sonst ließe sich seine Anwendung wegen der gesundheitsschädigenden Wirkung nicht rechtfertigen.

Zusatzstoffe mit physikalischer Wirkung sind vor allem Dickungsmittel, Emulgatoren, Stabilisatoren und ähnliche Verbindungen. Viele von ihnen sind Naturprodukte oder chemisch abgewandelte Naturprodukte. Ihre Toxizität ist im allgemeinen gering, meist besitzen sie nur eine verminderte Verträglichkeit, die sich in laxierender Wirkung und ähnlichen Effekten äußert und eben auf ihrer physikalischen Wirkung beruht.

Zusatzstoffe mit physiologischer Wirkung sind Farbstoffe, Geruchs- und Geschmacksstoffe. Sie können teilweise eine beträchtliche Toxizität besitzen, aber sie sind im allgemeinen schon in so geringen Konzentrationen wirksam, daß bereits geringste Zusatzmengen genügen, um den gewünschten Effekt zu erzielen. Dieser Effekt ist nicht nur in einer äußerlichen Verschönerung des betreffenden Lebensmittels zu sehen, sondern bedeutet eine echte Verbesserung des ernährungsphysiologischen Wertes, denn die Sinnesorgane (Auge, Nase, Zunge) „essen mit“. Eine große praktische Bedeutung haben die Süßstoffe als Austauschstoffe für Rübenzucker erlangt, dem ein erheblicher Anteil an der Entstehung von Zivilisationskrankheiten wie Fettsucht, Diabetes, Karies und Herz-Kreislauf-Erkrankungen zugeschrieben wird. Trotz eifriger Suche nach neuen Süßstoffen, die auch schon beachtliche Erfolge gebracht hat, sind bis jetzt nur die beiden bekannten Süßstoffe Saccharin und Zyklamat zugelassen, aber auch ihre Anwendung ist aus noch nicht restlos beseitigten toxikologischen Bedenken bestimmten Beschränkungen unterworfen.

Den Zusatzstoffen gleichgestellt sind die technischen Hilfsstoffe. Sie werden zur Durchführung technologischer Prozesse bzw. zu deren Verbesserung eingesetzt. Auch sie werden den Lebensmitteln wie die Zusatzstoffe bewußt zugesetzt, aber ihre Bestimmung ist es nicht, mitgegessen zu werden, sondern sie werden bis auf technisch unvermeidbare Mengen wieder aus dem Lebensmittel entfernt. Die zunehmende Technisierung und Rationalisierung der Lebensmittelbe- und verarbeitung bringt es mit sich, daß technische Hilfsstoffe in zunehmendem Maße stärker als bisher eingesetzt werden müssen.

Als Beispiel hierfür sei das Laugenschälverfahren für Kartoffeln genannt. Bei diesem Verfahren werden die Kartoffeln mit Natronlauge behandelt, wodurch sich die Schale vom Kartoffelfleisch löst und durch mechanische Behandlung maschinell entfernt werden kann. Anschließend findet zur Konservierung (Verhinderung des Braunwerdens) eine Nachbehandlung mit Bisulfitlauge statt. Bei diesem Verfahren finden nach Untersuchungen von Zobel keine nachteiligen Veränderungen in der Kartoffel oder an ihrer Oberfläche statt. Voraussetzung ist allerdings, daß die Behandlungsvorschriften und insbesondere die Weiterverwendungsvorschriften genau eingehalten werden. Wenn es zu äußerlich wahrnehmbaren Veränderungen kommt (z. B. Verhornung, Verfärbung, unangenehmer Geschmack), dann sind gewöhnlich Fehler begangen worden und dann sind vor allem auch andere schwerwiegende Veränderungen (höherer Vitaminverlust, geringere Bekömmlichkeit, und vielleicht sogar lebensmittelhygienische Wertminderungen) nicht auszuschließen. Die Kartoffeln so zu behandeln, daß sie in den Gemeinschaftsküchen in guter Qualität auf den Tisch kommen, stellt hohe Anforderungen an die Qualifikation aller direkt und indirekt beteiligten Werktätigen und vor allem auch an die Organisation des Arbeitsablaufs von der Vorfertigung über den Transport, die richtige Lagerung bis zur Endzubereitung. Der verantwortungsbewußte Küchenleiter sollte aber bedenken, daß die Kartoffel eines unserer

K.-H. Maier

Speise-Eis auch im Speisenplan der Diätküche

In der DDR haben wir nunmehr einen Verbrauch von etwa 4 kg Speise-Eis pro Kopf der Bevölkerung im Jahre erreicht. Davon werden 2 kg als Eiskrem verzehrt, der Rest verteilt sich auf die Streicheissorten und auf Softeis. Besonders seit dem Angebot eines kaltlöslichen und kalt anwendbaren Softeispulvers (Hersteller: VEB Nährmittelwerk Colditz) beginnt das Softeis sich einen entsprechenden Marktanteil zu erobern. Mit diesen Verzehrsmengen und dem jetzigen Sortiment haben wir in etwa das Versorgungsniveau anderer europäischer Staaten erreicht. Es geht jetzt im wesentlichen darum, das Angebot zu festigen und die einzelnen Sortimente durch fachgerechtes Angebot dem Verbrauch zuzuführen, für den es besonders geeignet ist.
Dabei unterscheiden wir grundsätzlich zwei große Versorgungsbereiche: einmal den Straßenverzehr, worunter der Konsum zu verstehen ist, der unmittelbar nach dem Kauf erfolgt, und zum zweiten den Verbrauch, der über die Zwischenlagerung im Haushalt oder in den gesellschaftlichen Versorgungseinrichtungen erfolgt. Während der Straßenverzehr sich im wesentlichen spontan und auf Grund des unmittelbaren Angebotes in der Regel als Erfrischung bzw. Genußmittel ergibt und in erster Linie von der Werbung beeinflußt wird, unterliegt der übrige Verbrauch anderen Gesetzmäßigkeiten. Hierbei hat Speise-Eis doch mehr die Funktion eines Nahrungsmittels mit erheblichem Genußwert. So wird es als Nachspeise (ähnlich wie andere Süßspeisen) zu Hauptmahlzeiten hinzugefügt oder als selbständige Vesperspeise angeboten. Während die Nachspeise in sinnvoller Weise ohne Garnitur angeboten wird, dominiert bei der Zwischenmahlzeit der Eisbecher mit seinen vielfältigen Varianten.
Solche Verbrauchsgewohnheiten, wie sie sich in den vergangenen Jahren herausgebildet haben, befriedigt zu erhalten, ist nicht nur ein Anspruch der Teile der Bevölkerung, die sich auf Grund der Umstände und besonderer Bedingungen — Haushaltsversorgung, Kühlschrank — diesen nach Wunsch selbst realisieren können, sondern auch jener Bürger, die durch die Gemeinschaftsverpflegung, in Heimen und Anstalten sowie durch die Gastronomie versorgt werden. Aber auch solche Bürger haben darauf einen Anspruch, denen wegen ihres gesundheitlichen Zustandes Beschränkungen in der Nahrungsaufnahme angeraten werden müssen. Zweifellos muß man auch erwarten können, daß die hierfür Verantwortlichen alle Möglichkeiten nutzen, um den Speiseplan solcher Bürger so schmackhaft und abwechslungsreich wie möglich zu gestalten. So ist es nur zu verständlich, daß besonders die Leiter von Diätküchen immer wieder die Frage stellen, welche Möglichkeiten denn in ihrem Aufgabengebiet bestehen, Speise-Eis in das Angebot an diätetischen Nahrungs- und Genußmitteln einzufügen. Wir haben jetzt einen Entwicklungsstand erreicht, der uns in die Lage versetzt, diese Fragen positiv zu beantworten. Sicherlich wird es dabei aber auch der Initiative der Küchenleiter bedürfen, wenn die neuen Möglichkeiten realisiert werden sollen.

Etwas über Herstellung und Vertrieb von Speiseeis

Im Gegensatz zu den im Haushalt üblichen Zubereitungen an Nahrungsmitteln, bis hin zu den Backwaren und Erfrischungsgetränken, ist die Kenntnis über die Rezepturen und die Herstellung von Speise-Eis nicht allgemeiner Wissensstand der Bevölkerung. Das hat seine Ursachen darin, daß die erforderlichen Geräte und Einrichtungen aus den Haushalten verschwunden sind, weil die alten, handbetriebenen Speise-Eis-Bereiter durch den Kühlschrank

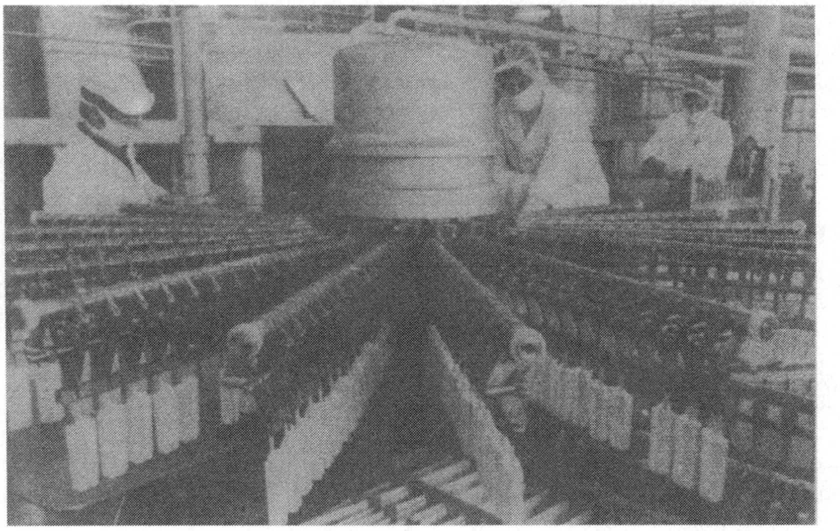

Zwölf Tonnen lockeres Frucht- und Sahne-Eis werden während der „Eiszeit" täglich in der Eisabteilung des Stammbetriebes vom Kombinat HORTEX in Gora Kalwaria bei Warschau hergestellt. Das vollautomatisch arbeitende „Eiskarussell" überläßt den Lebensmittelfacharbeiterinnen nur noch Kontrollfunktionen. Über 700 Tonnen tiefgefrorenes Stangeneis — das ist weit mehr als der Plan vorsah — konnten bisher für den DDR-Export produziert werden

---

(Schluß von Seite 84):

wichtigsten Grundnahrungsmittel und zugleich eines der empfindlichsten Lebensmittel ist. Im Interesse der Erhaltung von Gesundheit und Leistungsfähigkeit der Esseneinnehmer lohnt es sich immer, die Kartoffel so schonend und sorgfältig wie nur möglich zu behandeln.

Keine gesundheitlichen Gefahren

In einer Übersicht wie dieser können die Fragen der Fremdstoffproblematik nur angedeutet werden. Fremdstoffe können uns in allen Lebensmitteln begegnen und auf die mannigfaltigsten Weisen in oder auf Lebensmittel gelangen. Aber das braucht kein Grund zur Beunruhigung zu sein. Bei Beachtung der gesetzlichen Hygienebestimmungen, Einhaltung der gegebenen Arbeitsvorschriften und verantwortungsbewußtem Handeln beim Umgang mit Lebensmitteln lassen sich die fremdstoffbedingten Einflüsse auf Nahrung und Ernährung so steuern, daß gesundheitliche Gefährdungen normalerweise nicht eintreten können.

Dr. F. Kretzschmann
Zentralinstitut für Ernährung
der AdW der DDR
Potsdam-Rehbrücke

verdrängt wurden und Kleinbereiter auf Grundlage der modernen Kältetechnik bisher in der DDR nicht entwickelt wurden.
Auch die Ausbildung im Fachgebiet Speise-Eis ist noch unzureichend. Sie wird in den angrenzenden Berufen in der Regel nur fakultativ und in den Berufsgruppen und Bezirken unterschiedlich gehandhabt. Da eine umfassende Kenntnis der Sortimente — und für eine eigene Produktion, deren Herstellungsverfahren und gesetzlichen Vorschriften — Voraussetzung für den zielgerichteten Einsatz im Verpflegungsplan ist, sollen hierzu notwendige Bemerkungen gemacht werden.
Die Herstellung und der Vertrieb von Speise-Eis ist in den lebensmittelrechtlichen Bestimmungen — in erster Linie in der Speiseeisanordnung bis in die Einzelheiten geregelt. Die Einhaltung der Bestimmungen wird von der staatlichen Hygieneinspektion umfassend überwacht. Für die Herstellung von Eiskrem gibt es außerdem noch die TGL 29 126.
Speise-Eis ist der Oberbegriff für ein Erzeugnis, welches auf der Grundlage eines Milch-Zuckergemisches in einen weniger — Softeis, Streicheis — oder mehr — Eiskrem — gefrorenen Zustand gebracht wurde und so zum Verzehr angeboten wird.
Als weitere Zutaten kommen in erster Linie Fett, Eier und Fruchterzeugnisse in Frage. Der Geschmack ergibt sich aus dem Zusatz entsprechender Aromaträger in gleicher Weise wie bei anderen Süßspeisen. Zucker und Fett sind nach althergebrachten Vorstellungen qualitätsbestimmend. Der Zuckeranteil senkt die Gefriertemperatur der Mischung und erhält die pastöse Form des gefrorenen Produkts. Das Fett unterstützt die Bildung eines feinen Schmelzes und ermöglicht das Einschlagen feiner Luftbläschen in die bei der Mixherstellung entstehende Emulsion.

Streich-Eis

Das aus der Eismaschine in der Eisdiele her bekannte Streich-Eis hat in der Regel 15% Zucker und 0 bis 3% Fett aus der Milch zur Grundlage. Seiner Verfeinerung dienen Eier und Fruchterzeugnisse. Es hat nur einen geringen Lufteinschlag und ist stark ausgefroren — so nennt man es, wenn fast das gesamte Wasser in die Kristallform gebracht wurde — in Konservatoren längere Zeit in einem guten, verbrauchsfähigen und portionierbaren Zustand zu halten. Da mit einer Maschine mehrere Geschmacksrichtungen nacheinander auf Vorrat hergestellt werden können, ist es ideal für den Straßenabsatz der Eisdielen und für die Herstellung von Eisbechern bei allen Anbietern. Sein großer Kälteinhalt bietet dabei besondere Vorteile.

Softeis

Softeis erfordert einen besonders schlagfähigen Mix, der nach der Speise-Eis-Anordnung in einem komplizierten Verfahren herzustellen ist. Außerdem ist ein Freezer (eine Gefrier-Schlagmaschine mit einem horizontalen, ruhenden Zylinder und eingebautem Schlagwerk) erforderlich. Viele Eisdielen, Gaststätten und Versorgungseinrichtungen haben sich vor Jahren solche Apparate angeschafft und ohne die erforderlichen Kenntnisse und Zusatzeinrichtungen nach wiederholten Mißerfolgen weitere Versuche damit eingestellt. Durch das bereits eingangs erwähnte kaltverwendbare Softeispulver ist dieses Problem jetzt behoben und eine Nutzung der z. V. stehenden Freezer steht zumindest von dieser Seite her nichts mehr im Wege. Dieses Speise-Eis hat in der Regel 13 bis 16% Zucker, 3 bis 12% Fett und 10 bis 11% fettfreie Milchtrockenmasse (Magermilchpulver).
Softeis muß unmittelbar von der Maschine dem Verbraucher zum Verzehr übergeben werden. Neuere Maschinen haben zwei Schlagwerke und damit zwei Sorten an einem Ablaßhahn und können das Softeis für kurze Zeit im Zylinder verwahren. Es verliert dabei jedoch an Volumen. Aus diesen Bedingungen heraus ist der Freezer nur an solchen Stellen einsetzbar, wo ständig mit einem zügigen — aber die nicht sehr hohe Kapazität des Freezers übersteigenden — Absatz zu rechnen ist. Dies führte dazu, daß z. B. in Stadtzentren viele solcher Verkaufsstellen in unmittelbarer Nähe eingerichtet wurden.
Während beim Streicheis der sich aus den Zutaten ergebende Energiewert in der Regel noch ohne große Bedeutung ist (beim Eisbecher sind es die Beigaben wie Sahne und Spirituosen, die sehr energiehaltig sind), ist das beim Softeis schon anders. Es ist je nach Rezeptur ein sehr energiereiches Nahrungs- und Genußmittel, das sehr wohl in die Ernährungsbilanz einbezogen werden muß.
Bezüglich der Verbrauchererwartungen gilt im besonderem Maße das weiter oben Gesagte: je höher der Zucker- und Fettgehalt, um so mehr Schmelz hat das Erzeugnis, um so sahniger ist der

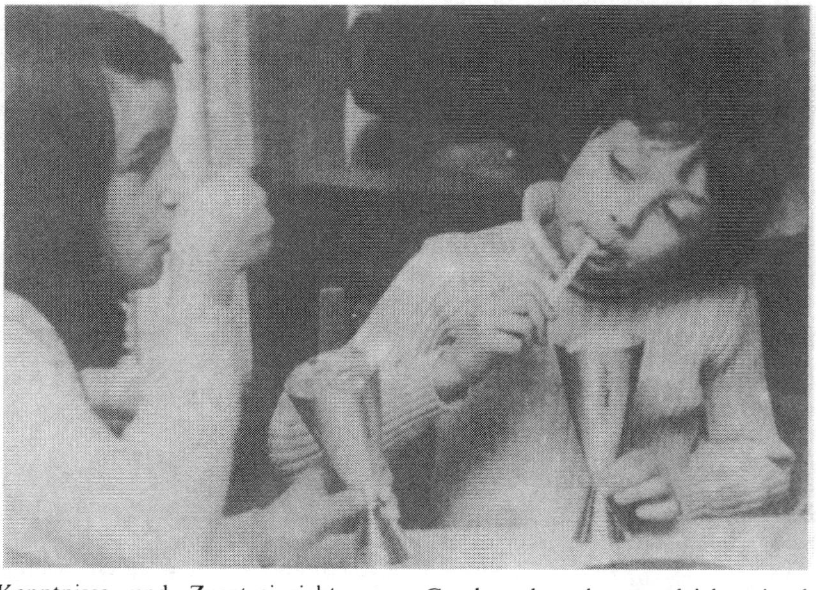

Geschmack und um so leichter ist der Aufschlag zu stabilisieren. Natürlich gibt es auch dabei eine Schwelle, wo der Gehalt an Zucker nur noch eine klebrige Masse und der Gehalt an Fett ein talgig schmeckendes Erzeugnis hervorbringt. Dieser Vorgang läßt sich bis zu einem gewissen Grade durch Stabilisatoren und Emulgatoren positiv beeinflussen. Solche Mittel werden allgemein als „Bindemittel“ angeboten. Eigelb, Milchtrockenmasse, Pektine und Stärken haben z. B. solche Eigenschaften und reichen oftmals schon aus. Je geringer der Fettgehalt und die Gesamttrockenmasse (optimal bei 36 bis 38%), um so wichtiger ist die richtige Anwendung solcher spezieller Bindemittel.

Eiskrem

Im Grunde genommen ist die Entwicklung des Softeises rückwärts gegangen. Ursprünglich — ein bekanntes Datum ist die Erfindung des Freezers etwa 1871 in den USA — ging es darum, landwirtschaftlichen Produkten wie Zucker und Milch einen zusätzlichen Markt zu erschließen, indem ein lagerfähiges Speise-Eis zum Angebot gebracht wurde. Lagerfähig ist aber nicht Softeis, sondern seine portionierte und gehärtete Form: „Icecream“, also „Eiskrem“.

Alle früheren Speiseeisanordnungen (und noch viele der heute gültigen) lassen ausschließlich Zucker und Milchfett für die Speise-Eis-Herstellung zu. Bei uns darf Pflanzenfett erst seit 1965 eingesetzt werden und beschränkt sich praktisch auf 10%igen Eiskrem.

Probleme für die Diätküche

Der sachkundige Leser wird gemerkt haben, welche Probleme für die Gemeinschaftsverpflegung und die Diätküche mit dem Erzeugnis Speise-Eis verbunden sind. Speise-Eis mit geringen Energiewerten (Streich-Eis und Softeis 3%) ist zwar in ansprechenden Formen vorhanden, erfordert aber einen selten realisierbaren Aufwand an Technik, Qualifikation des Personals und Kapazität, bezogen auf die zur Verteilung zur Verfügung stehende Zeitspanne. Die Gastronomie versucht dieses Problem, höchst unbefriedigend, mit zentralen Fertigungen für Streicheis und transportablen Thermen zu lösen. Dabei ist von der Herstellung eines saccharosefreien Streicheises noch nichts bekanntgeworden.

Saccharosefreies Speise-Eis

Es gibt jedoch erste Vorstellungen, ein saccharosefreies Pulver herzustellen. Es ist aber wenig wahrscheinlich, daß es praktisch versorgungswirksam zum Einsatz kommen kann. Dies wäre nur zu erwarten, wenn ein Erzeugnis möglich wird, das auch den Normalverbraucher zum Verzehr anreizt. Dies wäre z. B. gegeben, wenn damit eine solche Energiereduzierung verbunden ist, mit der werbewirksam alle Verbraucher angesprochen werden könnten.

Fassen wir bis hierher zusammen:

1. Speise-Eis-Sorten mit geringem Kaloriengehalt (Streich-Eis und Softeis 3%) sind ständig und reichlich im Angebot. Für die besondere Herstellung von kalorienreduzierten Erzeugnissen bestände somit keine Notwendigkeit
2. Solche Sorten saccharosefrei herzustellen, ist nur mit erheblichen Konsistenzabstrichen möglich. Versorgungswirksame Lösungen sind derzeit in der DDR kaum in Sicht
3. Diese Speise-Eis-Sorten können nur angeboten werden, wenn die dazu erforderlichen, aufwendigen Voraussetzungen vorhanden sind.

Für Experimente mit eigenen Rezepturen für ein saccharosefreies Streicheis kommen in Frage:

- Fruktose, Sorbit
- gelbildende Fruchtmarke
- Erhöhung des Fettanteiles
- Zusatz von Milchtrockenmasse
- Zusatz von Ei (-gelb).

Als Bindemittel können probiert werden:

- Serogel, Guarmehl, Johannisbrotkernmehl
- Tragant, Pektine, Margamuls (nur Emulgiermittel)
- Gelatine.

Als Süßmittel:

- Zückli (nur für Diabetiker), Saccharin.

Für eine derzeit praktikable Lösung bliebe damit nur die Herstellung eines geeigneten Eiskrems übrig. Es gab mehrere Gründe, sich dieser Frage anzunehmen:

- Mit Eiskrem wird derzeit 50% des Gesamtbedarfes gedeckt. Während bei den übrigen Sorten kaum mit einer wesentlichen Entwicklung gerechnet wird, wird bei Eiskrem in den nächsten Jahren eine Erhöhung des Verbrauches auf etwa das Doppelte erwartet. Die Nachfrage wird sich im wesentlichen auf Qualitäten konzentrieren, wie sie bisher mit 14% Zucker und 10% Fett erreicht wurden
- Viele Verbraucher werden ebenso wie die Einrichtungen für die Gemeinschaftsverpflegung wenig Möglichkeiten haben, zwischen den energiearmen Streicheissorten und einem Eiskrem mit 10% Fett zu wählen
- Eine ausreichende Versorgung mit saccharosefreiem Speise-Eis erscheint derzeit nur über ein entsprechendes Angebot bei Eiskrem möglich.

Energiereduzierter Eiskrem — auch für Diabetiker

Im VEB Lipsia-Eis Leipzig beschäftigte man sich auf Anregung des Warenzeichenverbandes für Diätetische Erzeugnisse seit längerem mit dieser Aufgabe. Bereits seit Jahren befindet sich im Sortiment des Betriebes ein 120-g-Becher mit einem Diabetiker-Vanille-Eiskrem 3% Pflanzenfett. Dabei werden anstelle von Zucker 120 g Sorbit „S“ je kg eingesetzt. Außerdem wurde die Milchtrockenmasse auf 8% gesenkt. Der Gesamtfettgehalt beträgt 3,8%. Dieser Eiskrem entspricht im Energiegehalt dem eines anderen 3%igen Eiskrems. Seine sensorischen Eigenschaften sind zufriedenstellend. Er ist besonders gut geeignet, einen ansprechenden Diabetiker-Eisbecher herzustellen. Der Absatz hat sich in den belieferten Bezirken unterschiedlich entwickelt und erreicht insgesamt weder den erwarteten Bedarf, noch werden die vorhandenen Produktionsmöglichkeiten derzeit ausgenutzt. Mit einem 10%igen Eiskrem hoher Qualität ist dieses Erzeugnis sensorisch natürlich nicht vergleichbar. Aber bei den mangelhaften sensorischen Qualitäten mancher unserer 10%igen Eiskrems ist der Unterschied in der Praxis erheblich geringer. Der Nachteil dieses Erzeugnisses besteht darin, daß mit einem Becher, der 15 g Sorbit enthält, schon eine halbe Tagesration Sorbit verzehrt wird. Ein besonders gutes Beispiel, wie man einen potentiellen Verbraucher erfolgreich ansprechen kann, hat die Mokka-Bar des Hotels Neptun in Warnemünde auf der MMM 1977 in Leipzig vorgeführt.

Weitere Versuche hatten gezeigt, daß es mit Hilfe von SHP (einem durch teilweisen enzymatischen Abbau gewonnenen Stärkehydrolysenprodukt) relativ einfach ist, dieses Sorbit gegen das Süßmittel „Zückli“ auszutauschen. Nachteilig ist hierbei jedoch die Tatsache, daß SHP im Organismus des Diabetikers den Blutzuckerspiegel in ähnlicher Weise erhöht wie Saccharose. Da außerdem der Einsatz von „Zückli“ nur im Speise-Eis für Diabetiker zulässig ist, teilten sich jetzt die zur Lösung der anstehenden Probleme notwendigen Wege.

Für Diabetiker wurde eine Rezeptur unter neuen Aspekten entwickelt. Hierbei wurden u. a. 6% Milchfett, 10% fettfreie Milchtrockenmasse und 10% Frischei eingesetzt. Die fehlende Trokkenmasse wurde durch Erhöhung des Bindemittelzusatzes kompensiert. Gesüßt wird dieser Eiskrem mit Zückli. Er wird in absehbarer Zeit in den Geschmacksrichtungen Apfel-Vanille, Erdbeer, Kakao und Mokka zur Verfügung stehen können.

Besonders gute sensorische Eigenschaften werden bei einem Einsatz von 100 g Apfelmark bzw. 200 g Erdbeermark erreicht.

Die Entwicklung wurde im VEB Lipsia-Eis auf der Grundlage der Neuererverordnung betrieben. Alle Produzenten haben die Möglichkeit, dieses Sortiment im Wege der Nachnutzung ebenfalls herzustellen. Wie die Erfahrung jedoch gezeigt hat, wird ohne den entscheidenden Einfluß der interessierten Organe in den Bezirken ein solches Angebot im Handel noch einige Zeit auf sich warten lassen. Die sensorischen Eigenschaften liegen über dem

durchschnittlichen Niveau des in der DDR im Handel angebotenen Eiskrem 10% Fett, ohne dabei jedoch die Spitzenqualitäten unter den herkömmlichen Bewertungskriterien zu erreichen.
Anläßlich der Qualitätskonferenz des Warenzeichenverbandes für Diätetische Erzeugnisse im Oktober 1977 in Leipzig bot der VEB Lipsia-Eis den anwesenden Ernährungswissenschaftlern, Produzenten und Handelsfachleuten einen Diabetiker-Eisbecher an, der nach allgemeiner Ansicht höchsten Ansprüchen gerecht wurde und jeden Verbraucher anzusprechen vermag.
Grundsätzlich wäre auf diese Weise auch das Problem der Zucker-, Fett- und Energiereduzierung für das Standard-Erzeugnis Eiskrem 10% Fett gelöst gewesen, wenn das Ministerium für Gesundheitswesen hätte zustimmen können, Zückli als Süßungsmittel für alle Eiskremsorten freizugeben. Da die dem entgegenstehenden Bedenken noch nicht völlig beseitigt werden konnten, läuft derzeit im VEB Lipsia-Eis eine Testproduktion mit einem Eiskrem 6% Milchfett und 10% Weißzucker. Die fehlende Trockenmasse wird durch das bereits erwähnte SHP ersetzt. Der Verbraucher wird, zumal ohne den unmittelbaren Vergleich, kaum einen Unterschied zu den im Handel angebotenen Standard-Erzeugnissen bemerken.
Diese einschränkende Bemerkung ergibt sich aus der Tatsache, daß die Qualität des Eiskrems auf dem Wege vom Produzenten zum Verbraucher häufig einem Qualitätsverlust unterliegt, der bei der neuen Sorte nicht so wirksam wird.
Da bei dieser Rezeptur je kg 40 g Fett durch 40 g Stärke sowie 40 g Zucker ausgetauscht werden, ergibt sich neben der Reduzierung des Verbrauches an Fett und Zucker eine Energiereduzierung von etwa 30 kcal/100 g. Das sind je nach Ausgangsrezeptur 15 bis 20%. Der Brennwert von energiereduziertem Eiskrem liegt bei 170 kcal (= 710 kJ) pro 100 g gegenüber früher 205 bis 210 kcal (= 860 bis 880 kJ) pro 100 g. Damit hätte auch die Eiskremindustrie den Forderungen nach einem Beitrag zur gesunden Ernährung entsprochen. Zweckmäßigerweise sollte der Massenkonsum auf den 6% Eiskrem gelenkt werden, während dort, wo Eiskrem als ausgesprochenes Genußmittel und ohne sonstige Beigaben verzehrt wird, 10%-ige Erzeugnisse ihren Platz hätten.
Die Anhebung des Taupunktes zuckergeminderter oder zuckerfreier Erzeugnisse führt dazu, daß die in den Transportmitteln, den Verkaufsstellen und im Tiefkühlfach derzeit erreichbaren Minusgrade besser ein Erweichen des Eiskrems verhindern und somit kaum Einbußen gegenüber der Qualität bei der Produktion entstehen.
Auch die Neuentwicklungen werden nach dem erfolgreichen Abschluß der Testproduktion allen Betrieben zur Nachnutzung zur Verfügung stehen. Damit wäre allen Verbrauchergruppen und Verantwortlichen für Küchenzettel und Speisenpläne die Möglichkeit gegeben, Speise-Eis in die tägliche Ernährung systematisch einzubeziehen.
Wie bedeutsam diese Entwicklung ist, mögen noch einige abschließende Bemerkungen beweisen.

Ein besonderes Problem

Dieser Beitrag enthält wenig Hinweise, wie das Problem in den Anstalten und Einrichtungen konkret zu lösen wäre. Es werden weder Rezepturen empfohlen noch Herstellungsverfahren beschrieben. Die Ursache liegt darin, daß die Herstellung von Speise-Eis an den Befähigungsnachweis gebunden ist. Sein Erwerb und seine Bedeutung ist gut mit dem einer Fahrerlaubnis vergleichbar. Der Nachweis ist vor der Staatlichen Hygiene-Inspektion des Bezirkes zu erbringen. Im Bezirk Leipzig ist dazu ein Lehrgang von 180 Stunden an der Betriebsakademie des soz. Konsumgüterbinnenhandels erfolgreich zu absolvieren. Dort erfährt der Lehrgangsteilnehmer alle die Einzelheiten, die ihn befähigen, die hier gegebenen Anregungen in die Praxis umzusetzen. Er weiß aber auch, daß er ohne Erlaubnis der Staatlichen Hygiene-Inspektion nicht berechtigt ist, andere Erzeugnisse als in der Speise-Eis-Verordnung aufgeführt, herzustellen. Das bedeutet, daß für die hier erwähnten Sonderrezepturen in jedem Einzelfalle eine Herstellungsgenehmigung einzuholen ist, wobei die Kreis-Hygiene-Inspektionen Auskunft darüber geben können, welche Sonderbestimmungen bereits generell anwendbar sind.

Dipl. Wirt. K.-H. Maier
VEB Lipsia-Eis
Leipzig

Buchbesprechung

Wissensspeicher „Ernährungslehre“

von R. Viertel,

VEB Verlag Volk und Gesundheit Berlin, 1978, 131 Seiten, Preis: 5,30 M.

Es liegt hier ein kurzgefaßtes, straff gegliedertes und einprägsam geschriebenes Nachschlagewerk vor, das infolge seines didaktischen Aufbaues auch für Ausbildungs- und Lernzwecke geeignet ist.
Nach Hinweisen über Bedeutung und Aufgaben der Ernährung für den Menschen folgen die Abschnitte: Energiebedarf, Grundnährstoffe, Wasser, Mineralstoffe, Vitamine, Ballaststoffe, Geschmacks- und Aromastoffe sowie gesellschaftliche Speisenversorgung.
Abgeschlossen wird der Wissensspeicher durch eine Nährwerttabelle, die einen Auszug aus den Tabellen von Souci, Fachmann und Kraut darstellt.
Trotz der telegrammstilartigen Abfassung des Textes liest sich das Buch leicht und flüssig, wobei durch sinnvoll eingefügte Skizzen und tabellarische Übersichten ein hoher Grad an Verständlichkeit erreicht wird. Detaillierte Literaturangaben im Text bei Wissen, das Allgemeingut geworden ist, sind in einem solchen Rahmen nicht erforderlich. Bei einer Neuauflage sollten die Energiewerte und die Energiegehalte der Lebensmittel auch in Joule angegeben werden.
Ein solches Kompendium muß Schwerpunkte setzen, also auswählen und für wichtig Gehaltenes herausheben. Das ist der Autorin für den gedachten Zweck, Orientierungshelfer für die Ausbildung und Nachschlagewerk für die Ernährungspraxis zu sein, gelungen.

K. Vetter

E. Kardos: Obst- und Gemüsesäfte

Dieses Buch (495 Seiten, 204 Bilder, 50 Tabellen, 5 Übersichten und 2 Nomogramme) erschien neubearbeitet in der 2. Auflage im VEB Fachbuchverlag Leipzig, Preis in der DDR 35,— M.
Besonders die technologischen Verfahren wurden völlig überarbeitet, wobei durch Hilfe eines Lektorenkollektivs auch für die obst- und gemüseverarbeitende Industrie in der DDR wichtige Fakten aufgenommen wurden. Im Mittelpunkt der Betrachtungen stehen technologische Verfahren zur Herstellung, Haltbarmachung, Lagerung, Abfüllung und Verpackung von Obst- und Gemüsesäften. Es werden aber auch Hinweise über Eigenschaften der Rohstoffe, ihren ernährungsphysiologischen Wert sowie über Betriebshygiene und Qualitätssicherung gegeben.
Es handelt sich hier um ein Fachbuch für Aus- und Weiterbildung sowie für die Praxis.

F. Baum

U. Spahn, G. Knöll und W. Plenert

Adipositas im Kindesalter

Die Bekämpfung des Übergewichtes stellt heute eine vorrangige Aufgabe der Präventivmedizin dar. Für das Kindesalter heißt das in erster Linie, wirksame Maßnahmen zur Prophylaxe von Übergewicht und Fettsucht zu entwickeln. Angesichts der ungünstigen Prognose einer im Kindesalter auftretenden Adipositas kann an der Richtigkeit dieses Standpunktes kaum noch gezweifelt werden. Man rechnet damit, daß 70 bis 80 % aller Kinder mit einer ausgeprägten Fettsucht bis in das Erwachsenenalter hinein adipös bleiben.

Häufigkeit

Von Haenel (1974) wird die Häufigkeit der Adipositas bei Kindern in der DDR auf 10 bis 15 % geschätzt. Damit liegt ihre Frequenz in der gleichen Größenordnung wie in den meisten hochentwickelten Industrieländern der Welt. Die von Höhn und Möhr (1977) publizierten Ergebnisse einer Studie aus einem geschlossenen Territorium (Kreis Schmalkalden) scheinen das in etwa zu bestätigen. Unter 8000 Schulkindern fanden sich durchschnittlich 18,7 % mit Übergewicht und 7,3 % mit Adipositas. Wenn die Tendenz zur Übergewichtigkeit zunimmt, wie es nach dem internationalen Schrifttum durchaus den Anschein hat, so lassen sich die Folgen für die Volksgesundheit vorerst nur ahnen. Neben den unmittelbaren Auswirkungen der Fettleibigkeit sind es vor allem die Folgen für den Stoffwechsel und das Herzkreislaufsystem, die uns dabei beunruhigen.

Positive Energiebilanz

Werden 15 % des auf die Individuallänge bezogenen Sollgewichtes überschritten, sprechen wir von einer Adipositas. Andere Autoren geben als Grenze ein Übergewicht von 20 % an. Einigkeit herrscht aber darüber, eine Überschreitung des längenbezogenen Sollgewichtes um 10 % bereits als Übergewicht zu bezeichnen. Von vielen adipösen Kindern wird ein Übergewicht von 40 %, nicht selten sogar von 100 %, überschritten.
Charakteristisch für die Adipositas ist eine über das normale Maß hinausgehende Ansammlung von Körperfett, insbesondere im Unterhautfettgewebe. Deshalb ist die Messung der Hautfaltendicke an verschiedenen Körperstellen für die Diagnosestellung und Beurteilung des Ausmaßes der Fettsucht exakter als die Wägung.
Eine übermäßige Speicherung von Energie in Form von Körperfett stellt sich uns formal als Bilanzproblem dar. Unabhängig von den vielfältigen Kausalfaktoren kann eine positive Energiebilanz nur dadurch zustandekommen, wenn für die individuelle biologische Situation zuviel Energie aufgenommen wird. Das kann durch gesteigerte Nahrungsaufnahme, durch eingeschränkte Energieabgabe (verminderte körperliche Aktivität, herabgesetzte Wärmebildung) oder durch eine Kombination von erhöhter Energieaufnahme und gleichzeitiger Einschränkung der Energieverausgabung bewirkt werden. Dabei ist es nicht von Belang, woher die überschüssige Energie stammt, ob aus den mit der Nahrung aufgenommenen Fetten, Kohlenhydraten oder aus dem Eiweiß. Sämtliche Nährstoffe können in nennenswertem Umfang als Energiereserve nur in Form von Körperfett gespeichert werden. Die Glykogenvorräte des Organismus fallen demgegenüber kaum ins Gewicht, außerdem haben sie noch spezifische Funktionen.

Ursachen

Ein nicht unbeträchtlicher Teil von fettsüchtigen Kindern war bereits im Kleinkindesalter, etliche auch schon als Säuglinge zu dick. Bei anderen hingegen entwickelte sich die Adipositas erst später, vorwiegend in den ersten Schuljahren. Obgleich viele adipöse Kinder zu irgendeinem Zeitpunkt, meistens in der Anfangsphase der Adipositas, eine durch verstärkte Eßlust bewirkte übermäßige Nahrungsaufnahme aufweisen, sind die tieferen Ursachen der kindlichen Fettsucht recht vielfältig.
In Betracht zu ziehen sind eine konstitutionelle Disposition, psychologische Faktoren, psycho-soziale Einflüsse, psychomotorische Aspekte ebenso wie der sozio-ökonomische Status der Familie und, nicht zu vergessen, bis zu einem gewissen Grad auch noch die Überernährung in den ersten Lebensmonaten (Abbildung 1). Im konkreten Einzelfall ist es jedoch nur selten möglich, die zugrundeliegende Störung in ihrer Wechselwirkung mit anderen Faktoren eindeutig aufzuzeigen.
Wenngleich in vielen Fällen an einer konstitutionellen Bereitschaft zum Dickwerden auf Grund des Körperbau-

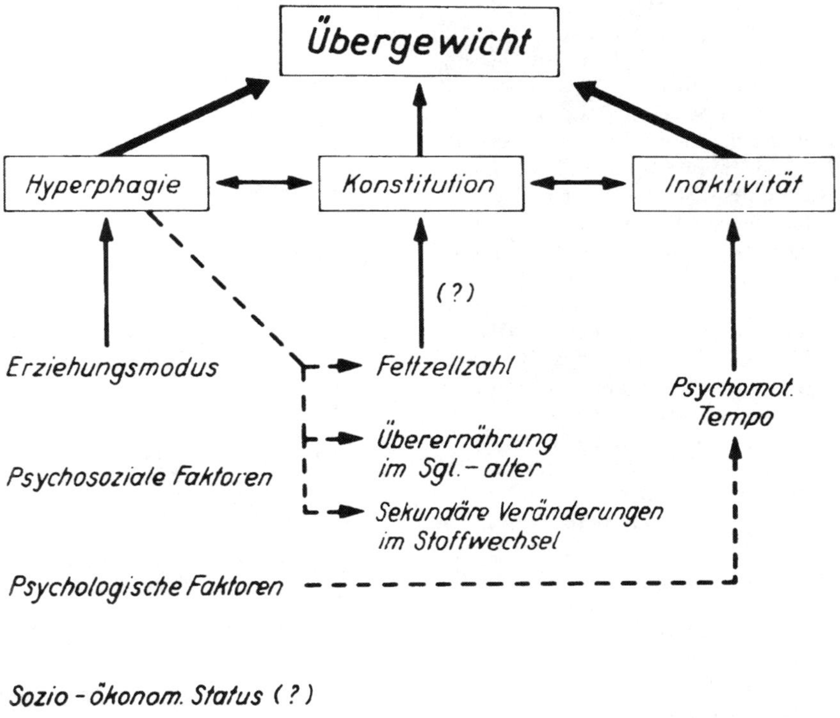

Abb. 1. Ursachen der juvenilen Adipositas

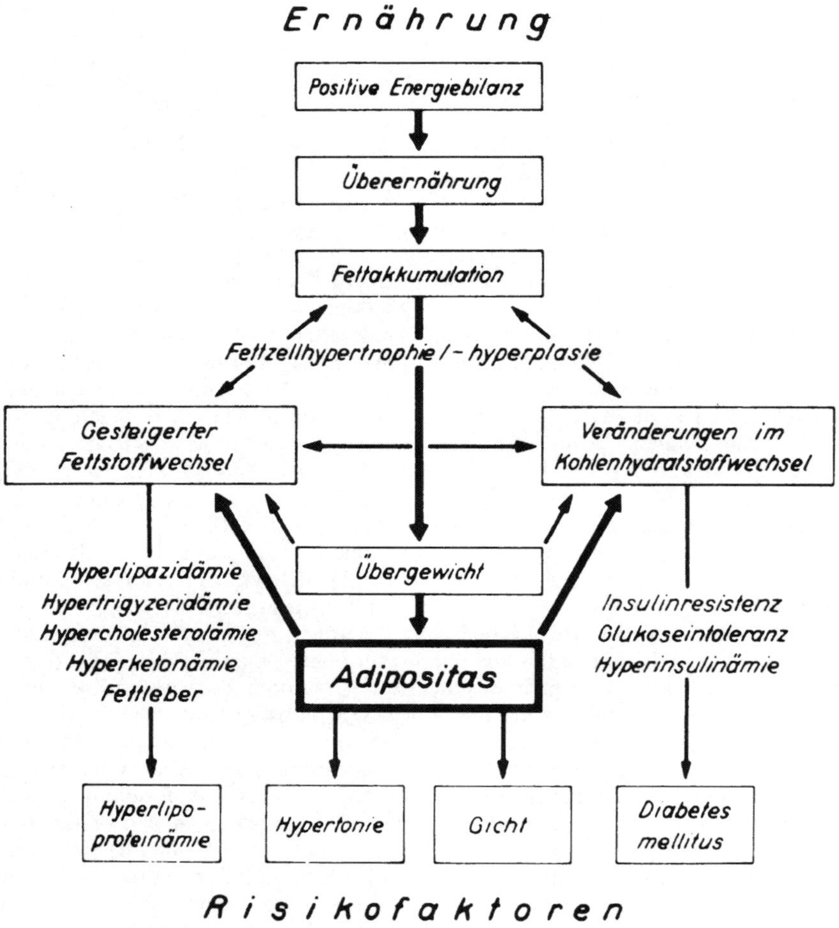

Abb. 2. Folgen der Fettsucht

typs nicht gezweifelt werden kann, so führt doch der bei Fettsüchtigen häufig anzutreffende gedrungene (pyknische) Körperbautyp (Möhr, 1976) nicht zwangsläufig zur Adipositas. Im Kindesalter wird die Beurteilung dadurch erschwert, daß der Körperbautyp oft noch nicht so ausgeprägt ist wie bei Erwachsenen. Andererseits ist eine Familiarität im Rahmen der kindlichen Adipositas sehr häufig, nach unseren Erfahrungen etwa in 70% der Fälle, anzutreffen. Obwohl das gleichfalls auf den genetisch-konstitutionellen Aspekt hinweist, ist Familiarität der Fettsucht nicht einfach gleich Heredität zu setzen. Gemeinsame Eßgewohnheiten sind hierfür auch noch in einem hohen Maße verantwortlich.

Nach den Untersuchungen von Pudel und Jung (1975) muß in diesem Zusammenhang auch aus lerntheoretischer Sicht der frühzeitigen Reglementierung der Nahrungsaufnahme größte Beachtung geschenkt werden. In der entscheidenden Lernphase, in der sich das junge Kind befindet, läßt sich über Konditionierungsprozesse durchaus eine Überabhängigkeit von äußeren Bedingungen erreichen. Dadurch wird das ursprüngliche, über innere Rückmeldung geregelte Hunger-Sättigungs-Verhalten zugunsten einer verstärkten Orientierung an Umweltsignalen zurückgedrängt. Daß die Mutter—Kind-Beziehung hierbei eine zentrale Stellung einnimmt, dürfte verständlich sein.

Andere psychische Verhaltensauffälligkeiten des adipösen Kindes weisen auf Störungen in der Persönlichkeitsentwicklung hin. Auch hier dominiert die Rolle der Mutter. Soziale Zurückweisung des Kindes und Störungen des Familienmilieus können sich ebenfalls sehr nachteilig auf das Eßverhalten eines Kindes auswirken. Trotzdem muß hervorgehoben werden, daß es bis heute nicht gelungen ist, eine typische Persönlichkeitsstruktur adipöser Kinder zu definieren. Sie zeigen Anpassungsstörungen auf vielen Ebenen. Zudem sind die beobachteten Verhaltensauffälligkeiten vielfach die Folge und nicht die Ursache der Fettsucht. Das trifft offensichtlich auch für die selten fehlende Inaktivität zu.

Überernährung im Säuglingsalter

Unsere besondere Aufmerksamkeit verdient die Ernährungssituation in den ersten Lebensmonaten. Wenngleich die Auswirkungen einer frühen Überernährung auf das spätere Gewichtsverhalten noch immer unterschiedlich beurteilt werden, so darf nicht übersehen werden, daß es gewichtige Argumente für einen derartigen Zusammenhang gibt.

Bereits in utero, insbesondere aber im ersten Lebensjahr, kann die Vermehrung der Fettzellen durch ein übermäßiges Nahrungsangebot stimuliert werden. Infolge der daraus resultierenden Erhöhung der Speicherkapazität des Fettgewebes wird natürlich eine

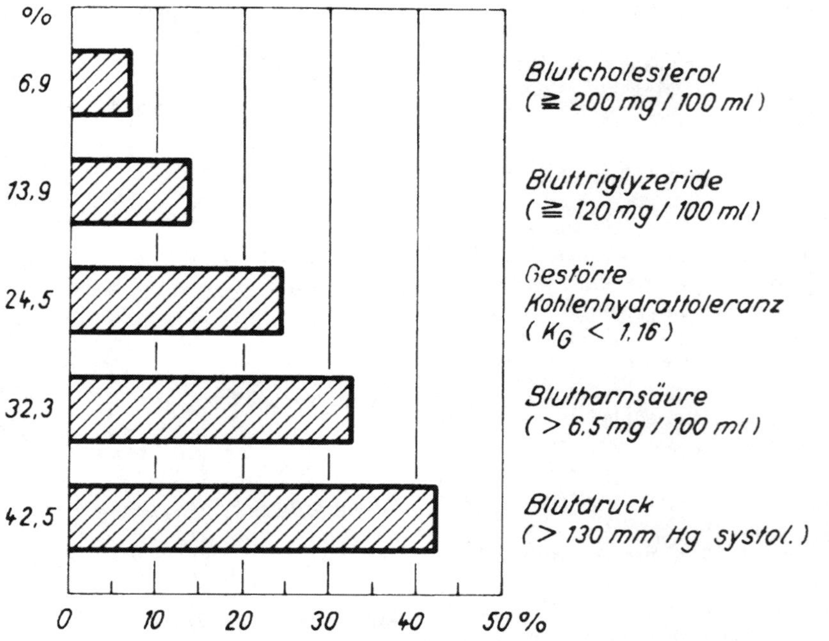

Abb. 3. Relative Prävalenz von Risikofaktoren bei adipösen Kindern (eigene Untersuchungen)

ideale Grundlage für die Ausbildung eines hartnäckigen Übergewichtes geschaffen. Andererseits weisen neuere Untersuchungen auf die Möglichkeit hin, daß auch schon im ersten Lebensjahr eine Überernährung zu einer vorwiegenden Vergrößerung der Fettzellen durch Volumenzunahme führt (Häger, 1976). Eine rapide Gewichtszunahme speziell in den ersten drei Lebensmonaten scheint ferner über die umweltbedingte Gehirndifferenzierung einen Einfluß auf das spätere Körpergewicht ausüben zu können (Dörner, 1977). Offenbar können nahrungsabhängige Stoffwechselparameter über bestimmte hormonale Einflüsse (Neurotransmitter) eine Einstellung von Sollwertbereichen der Hunger-Sättigungs-Zentren des Gehirns bewirken.

Auswirkungen der Fettsucht

Unmittelbare Folgen der Adipositas des Kindes sind eine allgemeine Leistungsminderung, Störungen in den sozialen Beziehungen, Schäden am Stütz- und Bewegungsapparat infolge einer permanenten Überbeanspruchung, erhöhte Unfallgefahr, Ventilationsstörungen und bereits eine Neigung zu erhöhtem Blutdruck. Obwohl diese Kinder in der Regel über eine normale Intelligenz verfügen, tritt überdurchschnittlich häufig ein Versagen in der Schule oder bei sonstigen Leistungsanforderungen auf.

Das im Überfluß vorhandene Depotfett stellt indes nicht nur einen lästigen Ballast, sondern auch einen Störfaktor dar, der in vielfältiger Weise zur Wirkung gelangt. Das Fettgewebe ist kein inaktiver Speicher, in ihm laufen vielmehr lebhafte Stoffwechselprozesse ab. Im wesentlichen sind es die Auf- und Abbauvorgänge, die mit zunehmender Fettspeicherung eine erhebliche Steigerung erfahren. Dadurch werden beim Adipösen, auch schon im Kindesalter, verschiedene Stoffwechselabläufe in charakteristischer Weise verändert. Schließlich führt die Adipositas zu Rückwirkungen auf den gesamten Stoffwechsel und seiner hormonalen Regulation.

In Abhängigkeit von der Dauer der Fettsucht und dem Grad des Übergewichtes tendieren die tiefgreifenden Stoffwechselveränderungen sogar zu einer gewissen Eigenständigkeit, wodurch zusätzlich günstige Voraussetzungen für das Fortbestehen der Adipositas geschaffen werden. Als Folge einer übermäßigen Füllung wird die Empfindlichkeit der Fettzellen gegenüber dem Insulin herabgesetzt, das u. a. die Fettmobilisierung bremst, zugleich die Glukoseverwertung fördert.

Als Antwort auf die eingeschränkte Glukoseverwertung in den peripheren Geweben und den gesteigerten Fettsäureumsatz findet adaptativ eine verstärkte Insulinsekretion statt. Dadurch wird zwar die normale Glukoseverwertung in der Muskulatur nicht voll kompensiert, jedoch die Fettbildung und -speicherung im Fettgewebe erheblich gefördert, weil dafür unter diesen Bedingungen reichlich Substrat in Form von Fettsäuren und Glukose zur Verfügung steht. Wird durch die anhaltende Überproduktion von Insulin die Kapazität des Inselorganes schließlich erschöpft, kann sich bei entsprechender genetischer Disposition ein Diabetes mellitus manifestieren. Von nicht geringerer Tragweite ist die bei einer Adipositas gesteigerte Fettsynthese in der Leber, wodurch die Blutfettkonzentrationen eine deutliche Zunahme erfahren.

Alle bisher im Gefolge einer Adipositas bekannten Stoffwechselveränderungen haben sich als rückbildungsfähig erwiesen, wenn eine Gewichtsnormalisierung erreicht werden konnte. Besteht die Fettsucht jedoch fort, dann führen sie unweigerlich zur vollen Ausprägung des „Metabolischen Syndroms" (Haller, 1975). Irreversible Dauerschäden sind dann die Regel. Diese manifestieren sich in der Hauptsache als frühzeitige arteriosklerotische Veränderungen in den verschiedenen Gefäßgebieten, insbesondere auch an den Herzkranzgefäßen und als Bluthochdruck. Daran haben die erhöhten Blutfettkonzentrationen einen bedeutenden Anteil, aber auch eine sich entwickelnde diabetische Stoffwechsellage. Daneben werden in hoher Frequenz eine Fettleber und das Auftreten einer Gicht beim Adipösen beobachtet (Abbildung 2).

Im Kindesalter sind die als Risikofaktoren bezeichneten Normabweichungen noch nicht mit der gleichen Regelmäßigkeit und Massivität anzutreffen wie beim Erwachsenen, zumindest verursachen sie seltener klinische Symptome. Das darf aber nicht darüber hinwegtäuschen, daß die Fettsucht des Kindes dieselben Gefahren in sich birgt und ebenso als Wegbereiter des „Metabolischen Syndroms" einzustufen ist wie die Adipositas des Erwachsenen. In gezielten Untersuchungen konnten stets in einem bedenklich hohen Prozentsatz die dafür in Betracht kommenden Stoffwechselveränderungen (Abbildung 3) nachgewiesen werden. Damit dürfte die eingangs erhobene Forderung nach einer konsequenten Prophylaxe der kindlichen Adipositas vollauf gerechtfertigt sein.

Literatur kann bei den Verfassern angefordert werden.

Dr. med. habil. U. Spahn,
Dr. med. G. Knöll und
Prof. Dr. med. habil. W. Plenert
Abt. Stoffwechsel und
pädiatr. Ernährungslehre
Universitäts-Kinderklinik
Jena

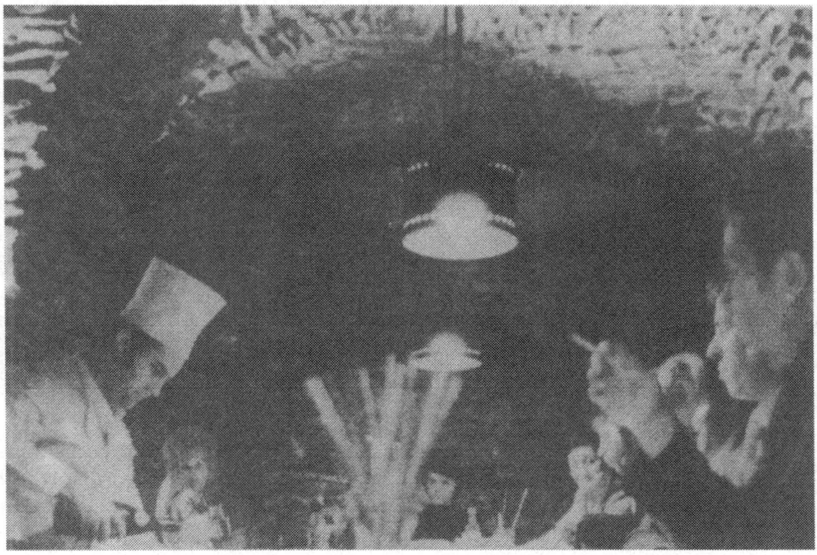

Bei der Enttrümmerung ihrer Stadt entdeckten die Magdeburger Einwohner in den Nachkriegsjahren am Alten Markt katakombenähnliche Gewölbe, die im 13. Jahrhundert die letzte von vier Kaufhallen des Magdeburger Marktes bildeten. Um 1230, als das Kreuzgewölbe eingezogen wurde, lag der Bau zu ebener Erde. Brände und die Verwüstungen des Dreißigjährigen Krieges hat er überdauert, doch schließlich füllte der Schutt von Jahrhunderten die Hallen. Als die Magdeburger ihre Stadt aufbauten, beseitigten sie auch die Trümmer früherer Zeiten, legten die mittelalterlichen Gemäuer frei und richteten acht Meter unter dem Alten Markt einen romantischen Weinkeller ein. Effektvolles Licht verstärkt die anheimelnde Atmosphäre, die durch einen guten Tropfen ihre Krönung findet

Sorgen vor übermäßigem Kochsalzverbrauch

Das Kochsalz besteht aus den beiden Elementen Natrium und Chlor. Diese sind die hauptsächlichen extrazellulären Elektrolyte; in diesem Zusammenhang ist das Kalium — auf das hier nicht näher eingegangen werden soll — als der hauptsächliche intrazelluläre Elektrolyt zu erwähnen. Sie gehören zu den essentiellen Faktoren, welche das Säure-Basen- und das osmotische Gleichgewicht im Körper aufrechterhalten. Die Serumkonzentrationen betragen etwa (mval je Liter) Na^+ 142 und Cl^- 103 (K^+ 4). 1 mval (Miliäquivalent, auch als mEq angegeben) beträgt für Na 23, für K 39 und für Cl 35,5 mg. 1 g Kochsalz besteht aus je 17 mval Na und Cl (1 mval eines Ions ist definiert als Quotient aus der relativen Atommasse (mg) und Wertigkeit) oder, in Gramm ausgedrückt, etwa 0,4 g Natrium und 0,6 g Chlor.

10 bis 60 mval Natrium, entsprechend 0,6 bis 3,5 g Kochsalz, dürften der angemessene, physiologisch begründete Tagesbedarf des Erwachsenen sein. Unter unseren Lebens- und Ernährungsbedingungen ist mit einem Mangel an Kochsalz überhaupt nicht zu rechnen. Wir verzehren zwischen 10 und 20 g täglich, besonders reichlich mit gesalzenen Wurst- und Fleischwaren, einigen Käsesorten, Salzgurken, Salzfisch und anderen salzigen Lebensmitteln; aber auch Brot, Fertigspeisen und -gerichte usw. enthalten Kochsalz in unterschiedlichen Mengen. Obst, Gemüse und Kartoffeln liefern kaum Kochsalz.

Tabelle 1

Durchschnittsgehalt an Natrium in mg/100 g Lebensmittel

Trinkvollmilch	50
Speisequark, mager	35
Magerkäse (Sauermilchkäse) 10% F. i. T.	200
Diät-Wurstsorten mit maximal 15% Fett	300—600
Bückling	200
Frischfisch	100—200
Roggen-Mischbrot	220
Weißbrot	350
Obst/Obstsäfte	2— 20
Gemüse	10—100
Kartoffeln	5
Camembert 45% F. i. T.	1100
Limburger Käse 20% F. i. T.	1300
Schmelzkäse 45% F. i. T.	1300
Edamer Käse 30% F. i. T.	800
Roher Schinken	2500
Kochschinken	850
Bockwurst	1000
Salami	1250
Jagdwurst	800
Leberwurst	850
Zervelatwurst	1250
Salzhering	5900
Marinierter Hering	1000
Tomatenketchup	1200

Die Vorliebe vieler Menschen für eine salzige Nahrung oder für salzige Lebensmittel hat keine physiologische Grundlage; allein der Geschmack reguliert den Verzehr, nicht ein vom Organismus signalisierter echter Bedarf. Allerdings kann es bei längere Zeit anhaltendem starkem Schweißverlust oder bei länger anhaltenden Durchfallerkrankungen zu stärkeren Kochsalzverlusten kommen. Damit steigt der Bedarf. Durch den Zusatz von 1 g Kochsalz je Liter Getränk können übermäßige Kochsalzverluste ohne Mühe ausgeglichen werden.

Es mehren sich die Hinweise, daß ein hoher Kochsalzverzehr gesundheitlich bedenklich ist. Es erscheint zunächst unwahrscheinlich, daß in einer Zeit der ansteigenden Fremdstoffbelastung gerade normales Tafelsalz ein potentielles Gift sein soll. Aber offenbar ist ständig überhöhter Kochsalzverzehr für einen nicht geringen Teil der Bevölkerung ein erheblich größerer Risikofaktor als etwa die Spuren von Pflanzenschutzmitteln oder anderen Fremdstoffen, die wir mit der Nahrung verzehren.

Zur akuten Schädigung ist zu sagen, daß bei Nichtgewöhnung an größere Mengen bereits eine Tagesmenge von 25 g zu akutem Durchfall führen kann. Bei 35 bis 40 g kann eine akute Vergiftung mit Ödemen ausgelöst werden. Doch solche Fälle spielen praktisch keine Rolle. Anders ist es mit chronischen Schädigungen. Vergleicht man Völker mit hohem und niedrigem Kochsalzverzehr, dann ist der Bluthochdruck um so häufiger anzutreffen, je mehr Kochsalz verzehrt wird. Z. B. haben Japaner mit einem besonders hohen Kochsalzverzehr von 30 und mehr g täglich etwa 40% Hochdruckkranke; Eskimos mit einem täglichen Kochsalzverzehr von 5 g dagegen praktisch keine.

Es überrascht daher nicht, daß in der DDR mit 10 bis 20 g Kochsalzverzehr auch 15 bis 20% der Erwachsenen erhöhten Blutdruck haben. Das sind mindestens 1,5 Millionen unserer Bürger. Allerdings ist das Kochsalz nicht allein für die Häufigkeit von erhöhtem Blutdruck verantwortlich zu machen. Weitere Risikofaktoren spielen eine gewichtige Rolle: psychische Überforderung, Reizüberflutung, Lärmbelastung und andere übermäßige Einwirkungen auf das Zentralnervensystem, Bewegungsarmut, Überernährung und Übergewicht. In welchem Umfang und auf welche Weise übermäßiger Kochsalzverzehr auf die Ausbildung des Bluthochdrucks Einfluß nimmt, ist nicht bekannt.

Das Bild ist kompliziert, weil offenbar starke genetische Unterschiede bestehen: Ein geringer Teil der Bevölkerung erkrankt bei dem national üblichen Kochsalzverzehr an Bluthochdruck, der größere Teil aber reagiert nicht. Gleiches gilt für das Phänomen, daß bei einem Teil von Hochdruckkranken die Kochsalzbeschränkung erheblich zur Verbesserung des Zustandes beiträgt, bei anderen nicht. Kompliziert wird das Bild ferner dadurch, daß die Mengenverhältnisse des Natriums zum Kalium und zum Kalzium eine wesentliche, aber unübersichtliche Rolle bezüglich der gesundheitlichen Nachteile überhöhten Kochsalzverzehrs spielen. Offenbar hat besonders Kalium eine gewisse Schutzwirkung gegenüber der chronischen Natrium-Toxizität. Auch zerebrovaskuläre Erkrankungen, Magenkrebs und bestimmte Gefäßschäden sind zum überhöhten Kochsalzverzehr in Beziehung gesetzt worden. Dabei werden diese Schäden als direkte Auswirkung, nicht als Folge des überhöhten Blutdrucks angesehen.

Tabelle 2

Kochsalzgehalte einiger Lebensmittel (in g/100 g Produkt)

Roher Schinken	6 —6,5
Salami, Zervelatwurst	3 —4
Kochschinken, Bockwurst, Jagdwurst, Leberwurst	2 —3
Salzhering	15
Marinierter Hering	2,5
Frischkäse	1 —2
Edamer	2
Camembert, Limburger, Schmelzkäse, Sauermilchkäse	2,8—3,3
Brot	0,5—1
Tomatenketchup	3

Diese pathogenetischen Betrachtungen beziehen sich ausschließlich auf das Natrium. Nicht der Kochsalzgehalt der Kost, sondern sein Natriumgehalt ist das wesentliche Kriterium. Dieser Gehalt an Natrium, in den verschiedenen Lebensmitteln z. T. sehr unterschiedlich, ist in Tabelle 1 ausgewiesen. Jedoch geht der übermäßige Natriumverzehr in der DDR überwie-

5. Internationaler Kongreß für Lebensmittelwissenschaften und Technologie

Unter dem Leitmotiv „Verfügbarkeit und Qualität von Lebensmitteln durch Technologie und Wissenschaft" fand der 5. Internationale Kongreß für Lebensmittelwissenschaft und Technologie der IUFoST (International Union of Food Science and Technology) vom 17. bis 22. September 1978 unter Teilnahme von etwa 1500 Wissenschaftlern aus 51 Ländern in Kyoto (Japan) statt.

Das umfangreiche Programm umfaßte 2 Plenar- und 54 Subplenarvorträge, 415 Kurzvorträge in 11 Sektionen sowie 8 Round-table-Gespräche. Das Kongreßprofil läßt sich in vier Hauptthemengruppen einordnen:

- Nahrungsquellen (neue Proteinquellen, Ausnutzung konventioneller Rohstoffe, Reisverarbeitung)
- gesundheitliche und ernährungsseitige Aspekte der Lebensmittelverarbeitung
- Haltbarmachung und Verarbeitung von Lebensmitteln (als Schwerpunkte Enzymanwendung und Fermentationsverfahren)
- physikalische, chemische und sensorische Eigenschaften.

Diese Hauptgruppen wurden in den Vortragsveranstaltungen der Kurzvorträge weiter untersetzt, wobei die Erforschung von Rohstoffquellen für Proteine, Kohlenhydrate und Fette, Grundlagenprobleme der Lebensmittelinhaltsstoffe, Lebensmittel-Technik und -Technologie sowie biochemische Techniken im Vordergrund standen.

Neben dem Kongreß fand eine wissenschaftlich-technische Ausstellung statt, die von 95 japanischen Einzelfirmen bzw. Industriegruppen und von

FIFTH
INTERNATIONAL
CONGRESS
OF
FOOD SCIENCE & TECHNOLOGY

6 europäischen und amerikanischen Gruppen beschickt war. Schwerpunkte der Ausstellung waren Darstellung der Entwicklung der Lebensmittelindustrie Japans in den letzten 10 Jahren, Reis und Reisverarbeitungsprodukte, traditionelle japanische Lebensmittel und neue Techniken der Lebensmittelverarbeitung.

Als bemerkenswertes Einzelergebnis der Tagung sei der Vortrag über die Antitumor-Aktivität von Lignin besonders erwähnt. Hier wurde der experimentelle Nachweis der Wachstumshemmung bzw. des Abbaus des transplantablen Tumors — Sarkom 180 — bei intraperitonealer und bei oraler Eingabe von Lignin aus Sulfitablauge erbracht. Abgebautes Lignin zeigt dabei die stärkere Wirkung. Unter Hinweis auf den Gehalt von mechanisch verletzten Gemüseteilen (Rettich, Karotten, Gurken) an niedrigmolekularem Lignin wird auf die mögliche Beeinflussung des Tumorwachstums durch Nahrungskomponenten und auf den Einfluß der Verarbeitungsbedingungen bei pflanzlichen Produkten aufmerksam gemacht.

Die Ergebnisse des Kongresses gestatten eine umfassende Einschätzung der im Weltmaßstab im Vordergrund der Bearbeitung stehenden Probleme der Lebensmittelforschung und Technologie, der abzuleitenden Trends der Produktion sowie der Forschung und Entwicklung; diese sind

- Erschließung von Wirkprinzipien und Rohstoffquellen für die Produktion der Grundnährstoffe, wobei Proteine eindeutig dominieren
- Biochemische Techniken (Enzymanwendung und Fermentation)
- Verwertung von Abprodukten und leichtverfügbaren unkonventionellen Rohstoffen
- Zunehmende Einbeziehung ökologischer Gegebenheiten.

Die Erforschung der Wirkprinzipien für die biochemische Stoffproduktion, das Verhalten der Nährstoffe im Prozeß der Be- und Verarbeitung und Lagerung sowie deren Modifizierung sollen die Primärproduktion wie auch die gezielte Beeinflussung des Nährwertes und der funktionellen Eigenschaften auf eine wissenschaftlich sichere, von den Zufällen der Empirie freie Basis stellen. Die Basisforschung geht dabei von den Methoden der Charakterisierung chemischer (molekularer) und funktioneller — vorwiegend physikalischer — Grundeigenschaften aus, während es in den Fragen der Sensorik (Textur, Geruch und Geschmack) nach wie vor Probleme in der Koordinierung zwischen instrumentellen und rein organoleptischen Befunden gibt.

Die Teilnahme zahlreicher Wissenschaftler aus Süd- und Mittelamerika, Afrika, aus dem asiatischen und pazifischen Raum sowie deren Bemühungen um die Verbesserung der Ernährungssituation in ihren Ländern trugen wesentlich zum Profil des Kongresses bei.

Die Bekämpfung der Mangelernährung durch Proteinanreicherung herkömmlicher Lebensmittel, Erschlie-

Tabelle 1
Prozentualer Anstieg der Nährstoffzufuhr pro Kopf von 1962 bis 1974

	Energie kcal	Protein	Fett
Durchschnitt (gesamt)	5,0%	4,7%	7,8%
Entwicklungsländer	3,1%	1,1%	4,2%
Industriestaaten	6,0%	5,9%	14,1%

(Schluß von Seite 92):

gend auf den Kochsalzgehalt bestimmter salzreicher Lebensmittel zurück, wie er in Tabelle 2 ausgewiesen ist. Menschen mit erhöhtem Blutdruck sollen ihren Kochsalzverzehr möglichst drosseln. Nicht mehr als 3 bis 5 g täglich werden empfohlen. Aber auch dem Gesunden ist zu empfehlen, salzige Produkte nicht übermäßig zu verzehren. 10 g täglich erscheinen angemessen, um einerseits das Risiko niedrig zu halten und andererseits die geschmacklichen Nachteile einer kochsalzarmen Ernährung nicht in Kauf nehmen zu müssen. Auch in der Säuglingsernährung sollte man sparsam mit dem Kochsalz umgehen: Zusammenhänge zwischen dem Kochsalzgehalt der Säuglingsnahrung und späterer Hypertonie sind zwar nicht bewiesen, aber auch nicht von der Hand zu weisen. Kinder und Jugendliche lieben übermäßig salzige Speisen ohnehin meist nicht.

-hh-

ßung von Proteinquellen mit hoher Eiweißwertigkeit sowie die Eliminierung schädlicher Begleitstoffe stehen im Vordergrund der Bemühungen der Ernährungswissenschaftler und Lebensmitteltechnologen jener Länder.
Prof. Hawthorn, der bisherige Präsident der IUFoST, führte im Schlußreferat des Kongresses von der FAO ermittelte Zahlen an (siehe Tabelle 1).
Die in dieser Aufstellung wiedergegebenen Resultate sagen aus, daß die Unterschiede zwischen den Entwicklungsländern und den Industriestaaten in der Zufuhr von Nahrungsenergie und von Protein angesichts des niedrigeren Ausgangsniveaus der ersteren nicht geringer, sondern erheblich größer geworden sind. Statistisch erhält der Durchschnittsbürger eines Entwicklungslandes 66 % der Energie, 57 % des Proteins und 27 % der Nahrungsfette eines Durchschnittsbürgers einer Industrienation. Diese Werte stimmen trotz aller Schwäche einer so allgemein angelegten Statistik und der unsicheren Definition des Begriffes „Entwicklungsland" überaus bedenklich. Was allerdings hier nicht zum Ausdruck kommt, sind die zweifellos vorhandenen Unterschiede in der Verbesserung des Lebensstandards solcher ehemals kolonialer Länder mit einer fortschrittlichen Gesellschaftsordnung im Vergleich zu den unter rein kapitalistischen Bedingungen regierten Entwicklungsländern sowie den unter rassistischen und faschistischen Diktaturen stehenden Ländern in Afrika sowie Süd- und Mittelamerika. Dieser Aspekt sollte bei kritischer Beurteilung solcher „rein statistischen" Erörterung Berücksichtigung finden.
Das Programm des Kongresses lief dank einer perfekten Organisation durch die japanischen Veranstalter zuverlässig und minutiös ab, wobei das am Rande der Stadt Kyoto gelegene moderne Veranstaltungszentrum, die Kyoto International Conference Hall, ausgezeichnete räumliche und technische Voraussetzungen bot.
Der 6. Internationale Kongreß für Lebensmittelwissenschaft und Technologie wird im September 1983 in Dublin stattfinden.

F. Schierbaum

Seminar der Sektion Ernährungswirtschaft vom 22. und 23. 11. 1978 in Cottbus

Die Sektion Ernährungswirtschaft der Gesellschaft für Ernährung in der DDR führte ein Seminar zum Thema „Herausbildung eines volkswirtschaftlichen Ernährungskomplexes und Vertiefung der agrarindustriellen Kooperation in ihrer Bedeutung für die Befriedigung der wachsenden Ernährungsbedürfnisse" durch.
Sowohl in den sieben dazu gehaltenen Vorträgen als auch in der sehr regen und mit Sachkunde geführten Diskussion wurde deutlich, wie richtig es war, ein Thema dieser Breite zu stellen. Die Sektion Ernährungswirtschaft hat in ihrer bisherigen Arbeit einen Stand erreicht, der es nicht nur möglich, sondern dringend erforderlich machte, die Ernährung der Bevölkerung der DDR nicht nur aus der Sicht dieses oder jenes daran beteiligten Wirtschaftszweiges bzw. dieser oder jener Wissenschaftsdisziplin zu sehen, sondern als einen Komplex, für dessen effektive Gestaltung viele Bereiche der Volkswirtschaft Verantwortung tragen und bei dem es im Interesse des weiteren wissenschaftlich-technischen Fortschritts um ein rationelles Zusammenwirken von naturwissenschaftlicher, technischer, ökonomischer und gesellschaftswissenschaftlicher Forschung geht.
Dieses Anliegen wurde während des gesamten Seminars sichtbar. Entsprechend dem Auftrag der Sektion standen dabei die ökonomischen und gesellschaftswissenschaftlichen Aspekte im Mittelpunkt. Wie ein roter Faden zog sich durch die Vorträge und die Diskussion die Frage, wie der wachsende Bedarf der Bevölkerung an Lebensmitteln mit steigender Effektivität gesichert werden kann. Dazu wurde von den Referenten nicht nur eine Fülle interessanter Fakten vermittelt, sondern es wurden spezifische und wesentliche Aufgaben des Intensivierungsprozesses in den Hauptbereichen der Ernährungswirtschaft — der Landwirtschaft, der Nahrungsgüterwirtschaft, der Lebensmittelindustrie und dem -handel — herausgearbeitet. Dabei ist es gelungen, die gesellschaftliche Verantwortung dieser Bereiche für die Lebensmittelbereitstellung und damit für die Verwirklichung der Einheit von Wirtschafts- und Sozialpolitik sichtbar zu machen.
Im Vortrag über die Intensivierung der Landwirtschaft (Reimann) stand ihre Rolle als Primärproduzent und insbesondere die Notwendigkeit im Mittelpunkt, die Naturresssourcen, besonders den Boden, noch intensiver zu nutzen, die Besonderheiten der landwirtschaftlichen Produktion besser zu beachten, die Komplexität der Intensivierungsrichtungen Chemisierung, Mechanisierung und Melioration zu gewährleisten und schrittweise den Übergang zu industriemäßigen Produktionsmethoden zu vollziehen. Es geht auch künftig um das weitere Wachstum der Produktion (vorrangig der Pflanzenproduktion als wichtige Grundlage des Wachstums der Tierproduktion), um eine höhere Wirksamkeit der Produktionsfonds und ein zunehmendes Tempo der Steigerung der Arbeitsproduktivität.
Im Vortrag über die Intensivierung der Nahrungsgüterwirtschaft (Holzschuh) wurden insbesondere die Ziele der weiteren Intensivierung sowie die Wege herausgearbeitet, die vorhandenen Reserven vor allem durch die sozialistische Rationalisierung zu nutzen, die materiell-technische Basis dabei zu vervollkommnen, die Konzentration und Spezialisierung weiterzuführen und die Kooperation mit den Betrieben der sozialistischen Landwirtschaft weiter auszubauen.
Auch im Vortrag über die Intensivierung der Lebensmittelindustrie (Kressin) wurden als Hauptrichtungen der weiteren Intensivierung u. a. herausgearbeitet die Erhöhung der Qualität und besonders der Gebrauchsfertigkeit der Lebensmittel, Probleme der Rationalisierung, der Anwendung des wissenschaftlich-technischen Fortschritts bei Produktion, Lagerung und Transport sowie bei der Anwendung neuer Rohstoffe bis zu den Fragen der Verpakkung.
Der Vortrag über den Handel im Nahrungsgüterkomplex (Schilling) machte deutlich, daß er ein wesentliches Glied in der Kette der agrarindustriellen Kooperation ist, dessen Einbeziehung in die komplexe Leitung, Planung und Bilanzierung objektiv notwendig ist. U. a. wurde dabei die Einbeziehung und Mitwirkung von Einzelhandelsbetrieben in Kooperationsverbänden zur Versorgung bestimmter Territorien mit Frischwaren und die Rolle der Kooperationsverkaufstellen als Schrittmacher bei der Versorgung der Bevölkerung dargelegt.
Ein weiteres Problem, das großes Interesse fand, war die zunehmende Verflechtung der verschiedenen Zweige und

Bereiche der Volkswirtschaft bei der Versorgung der Bevölkerung mit Lebensmitteln. Der dazu speziell gehaltene Vortrag (Schulze) vermittelte neue Einsichten, vor allem zur Objektivität der Herausbildung eines volkswirtschaftlichen Ernährungskomplexes. Sowohl im Vortrag als auch in der Diskussion wurde deutlich, daß beim erreichten Stand der Produktivkräfte die planmäßige Beherrschung der Verflechtungsbeziehungen zu einem die Effektivität des Gesamtprozesses bestimmenden Faktor wird. Dabei vollzieht sich dieser Prozeß in verschiedenen Etappen. Auf der Ebene der sozialistischen Betriebe schließt er die Vertiefung der Kooperation in ihren verschiedenen Formen ein.

Ein wichtiges Anliegen des Seminars war es auch, die Fragen der Ernährung aus nationaler und internationaler Sicht darzustellen. Dazu wurden ebenfalls Vorträge mit einem hohen Informationsgehalt geboten. Der Vortrag über die Welternährung (Queitsch) vertiefte die Erkenntnis, daß die Lösung der Ernährungsfrage zu einem bedeutenden Problem geworden ist, dem eine hervorragende Rolle in der internationalen Klassenauseinandersetzung zwischen Sozialismus und Kapitalismus beizumessen ist.

Auf diesem Hintergrund war der Vortrag über Stand und Entwicklungstendenzen der Ernährung in der DDR (Groß) besonders aufschlußreich. Die Informationen dazu brachten Niveauunterschiede sehr deutlich zum Ausdruck, aber auch die Notwendigkeit, der Sicherung einer gesunden Ernährung die erforderliche Aufmerksamkeit zu widmen.

Insgesamt war es ein erfolgreiches Seminar. Es hat neue Einsichten vermittelt und gab Anregungen für die weitere Arbeit, insbesondere für die Einordnung der eigenen Probleme durch Kennenlernen von Problemen aus anderen Bereichen der Ernährungswirtschaft. Von der Fragestellung und vom Niveau der theoretischen Betrachtungen und praktischen Schlußfolgerungen wurden Maßstäbe auch für die weitere Arbeit der Sektion Ernährungswirtschaft gesetzt.

H. Reimann

Die Fotos in diesem Heft stammen von Preußer (11), ADN-Zentralbild (6) sowie ZfE-Archiv (1). Zeichnungen: Karin Becke.

Auf der letzten Umschlagseite setzen wir den Abdruck der Rezepte von Mittagsmahlzeiten für die Gemeinschaftsverpflegung fort.

Interview mit dem Vorsitzenden der Sektion Ernährungswirtschaft

Anläßlich der Cottbuser Tagung führte ADN mit dem Vorsitzenden der Sektion Ernährungswirtschaft, Dr. sc. D. Schilling, ein Interview durch, das die Redaktion hier verkürzt abdruckt.

Frage:
Welche Aufgaben hat die Sektion Ernährungswirtschaft der Gesellschaft für Ernährung in der DDR?

Antwort:
Die immer bessere Befriedigung der wachsenden Ernährungsbedürfnisse nimmt einen außergewöhnlichen Rang bei der weiteren erfolgreichen Verwirklichung der Hauptaufgabe in unserer Republik und in der internationalen Klassenauseinandersetzung ein.

Die Ernährungswirtschaft der DDR hat die stabile und kontinuierliche Produktion und Versorgung der Bevölkerung mit Lebensmitteln bei ständig wachsendem quantitativen und qualitativen Bedarf und unter Beachtung der Grundsätze einer gesunden und rationellen Ernährung mit steigender gesellschaftlicher Effektivität zu sichern.

Für die Sektion Ernährungswirtschaft heißt das, einen meßbaren Beitrag für einen dauerhaften Leistungsanstieg aller an der Sicherung der Ernährung unseres Volkes mitwirkenden Zweige und Bereiche zu leisten, die Bedingungen dafür ständig vorausschauend zu entwickeln und insbesondere die Intensivierung und Rationalisierung auf dem Wege der Beschleunigung des wissenschaftlich-technischen Fortschritts zu fördern.

Entsprechend unseren spezifischen Möglichkeiten orientiert sich unsere Sektion auf folgende Aspekte:

Erstens geht es um die Wahrnehmung unserer Verantwortung für eine wirksamere Verbindung von Wissenschaft und Praxis. Das ist eine unerläßliche Voraussetzung, die Leistungsfähigkeit und die Effektivität der Forschung und Entwicklung spürbar zu verbessern und gleichzeitig die Ergebnisse in kürzester Frist für die Praxis wirksam zu machen. Dazu gehört u. a. die Entwicklung eines konstruktiven Meinungsstreites und einer kritischen, schöpferischen Einstellung zum erreichten Stand. Somit leisten wir auch einen Beitrag, damit die Aufgaben der Forschung auf dem Gebiet der Ernährungswirtschaft komplex und objektiv aus der Wirtschaftspraxis abgeleitet werden.

Zweitens sehen wir eine wichtige Aufgabe darin, die für die Bewältigung der wachsenden Anforderungen an die Ernährungswirtschaft unerläßliche Gemeinschaftsarbeit zwischen ökonomischen, technischen und naturwissenschaftlichen Disziplinen zu fördern.

Die Zusammensetzung unserer Sektion bietet dafür günstige Bedingungen. Sie umfaßt Einzelmitglieder und kooperative Mitgliedsbetriebe aus der materiellen Produktion und dem Handel, aus staatlichen Organen und wissenschaftlichen Einrichtungen fast aller an der planmäßigen Gestaltung des volkswirtschaftlichen Reproduktionsprozesses zur Erhöhung des Niveaus der Befriedigung der Ernährungsbedürfnisse beteiligten Zweige und Bereiche.

Drittens gilt es, unsere Anstrengungen auf dem Gebiet der Qualifizierung weiter zu verstärken und die Erkenntnisse der Wissenschaft und der Neuerer der Wirtschaftspraxis umfassend zu propagieren. Hier ordnen sich auch die weiterhin zu verstärkenden Aktivitäten auf dem Gebiet der Ernährungsaufklärung und -erziehung durch unsere Gesellschaft ein, die unsere Sektion mit ihren spezifischen Mitteln zu unterstützen hat.

Frage:
Mit welchen speziellen Problemen beschäftigt sich das Cottbuser Seminar der Sektion Ernährungswirtschaft?

Antwort:
Bei der Auswahl der Thematik gingen wir davon aus, auf der Grundlage der Beschlüsse der SED aktuelle Gegenwartsaufgaben unmittelbar mit der weiteren inhaltlichen Orientierung für die Arbeit der Sektion in den nächsten Jahren zu verknüpfen. Gleichzeitig galt es, der differenzierten Mitgliederzusammensetzung in der ganzen Breite zu entsprechen. Das ist mit dem Thema:

„Herausbildung eines volkswirtschaftlichen Ernährungskomplexes und Vertiefung der agrar-industriellen Kooperation in ihrer Bedeutung für die Befriedigung der wachsenden Ernährungsbedürfnisse“,

wie die hohe Beteiligung und die ersten Ergebnisse zeigen, voll gelungen.

Im Mittelpunkt der Referate und der Diskussion stehen dabei die gegenwärtig und in der nächsten Zukunft im Ernährungskomplex insgesamt und in den beteiligten Zweigen und Bereichen im Prozeß der weiteren Intensivierung zu lösenden Probleme sowie die Vertiefung der Kooperation zwischen den beteiligten Zweigen und Bereichen im Interesse der immer besseren Leitung und Planung unter den Bedingungen der zunehmenden Verflechtung.

Frage:

Warum ist dieses Thema gegenwärtig aktuell?

Antwort:

Die Aktualität des Themas leitet sich aus der unmittelbaren Verbindung der jeweiligen Gegenwartsaufgaben zur Intensivierung und Rationalisierung in den einzelnen Zweigen und Bereichen des Ernährungskomplexes aus volkswirtschaftlicher Sicht mit dem konkreten Beitrag unserer Sektion zur Sicherung der Komplexität und zur Mobilisierung vorhandener Reserven im Zusammenhang mit der Vorbereitung der Fünfjahrplanperiode 1981 bis 1985 ab.

Als Beispiel möchte ich ein Gebiet hervorheben, das in verschiedenen Vorträgen und in der Diskussion eine zentrale Rolle spielt: Die weitere Vertiefung der Kooperationsbeziehungen zwischen der Landwirtschaft, der Be- und Verarbeitungsindustrie und dem Handel.

Anknüpfend an hervorragende Beispiele der Einbeziehung des Handels in die Arbeit der Kooperationsverbände der Land- und Nahrungsgüterwirtschaft lassen sich Potenzen erschließen, die dazu beitragen, die Bedarfsgerechtheit der Produktion bereits in der Landwirtschaft noch konsequenter durchzusetzen, die Ergebnisse der Warenproduktion an Lebensmitteln versorgungswirksamer in den Verkaufsstellen und Einrichtungen der gesellschaftlichen Speisung einzusetzen und nicht zuletzt die Warenbewegungsprozesse durchgängig zu organisieren, damit die Zirkulationskosten zu senken, Verluste zu vermindern und Lebensmittel von hoher Qualität und hohem Frischegrad auf den Ladentisch zu bringen.

Frage:

Wie erfolgt die Auswertung der Ergebnisse des Seminars?

Antwort:

Es ist die Aufgabe und die Verpflichtung jedes Teilnehmers, die Ergebnisse des Seminars in seinem Tätigkeitsbereich auszuwerten und umzusetzen. Die Mitglieder unserer Sektion sind ausnahmslos engagierte Persönlichkeiten, die sich leidenschaftlich für die Belange der Ernährungswirtschaft einsetzen. Die Informationen aus den Vorträgen, der wissenschaftliche Meinungsstreit und nicht zuletzt die Pausen- und Abendgespräche vermitteln ihnen neue Impulse und lösen neue Initiativen aus. Selbstverständlich ist es auch die Aufgabe des Vorstandes, die Veranstaltung sorgfältig auszuwerten. Dazu gehören u. a. die Veröffentlichung von Beiträgen und Ergebnissen in der Fachpresse und die Ausarbeitung von Empfehlungen für zentrale staatliche und wirtschaftsleitende Organe.

Ehrenmedaille für Direktor Fischer

Der Betriebsdirektor des VEB Erfurter Ölmühle, Werner Fischer, langjähriges Mitglied der Gesellschaft für Ernährung in der DDR und seit 1974 Mitglied des Vorstandes der Sektion „Ernährungswirtschaft", erhielt für sein aktives Wirken und die besonderen Verdienste um die Entwicklung der beiden genannten Gremien die „Ehrenmedaille der Gesellschaft für die gesamte Hygiene der DDR".

Seine Verdienste liegen besonders auf den Gebieten der kontinuierlichen Werbung neuer Einzelmitglieder und korporativer Mitglieder sowie der planmäßigen und wirksamen Öffentlichkeitsarbeit.

Der von ihm geleitete Betrieb wurde 1. korporatives Mitglied der Gesellschaft für Ernährung in der DDR. Bemerkenswert ist sein Engagement für die Durchsetzung einer gesunden und rationellen Ernährung. Dieses kommt u. a. darin zum Ausdruck, daß Direktor Fischer durch die Erzeugnisentwicklung Pionierarbeit bei der Umsetzung ernährungswissenschaftlicher Kenntnisse in die Praxis leistet, selbst wissenschaftliche Arbeiten zum Problem der Nahrungsfette durchführt sowie in diesem Rahmen eine ständige Zusammenarbeit mit der Medizinischen Akademie Erfurt pflegt.

Erst die Soße, dann der Braten . . .

„Mit den Soßen beginnt erst das ideale Streben der Kochkunst", soll irgendwann einmal ein Feinschmecker festgestellt haben. Der berühmte Herr Brillat-Savarin hatte ursprünglich dem Bratenkünstler die höchste Stufe auf dem „Treppchen" — um es sportlich auszudrücken — eingeräumt, doch da widersprach ihm ein gewisser Marquis de Cussy, der dem „Saucier" das Primat zuerkannte: „Koch und Bratenwender kann man werden, zum Saucenkünstler aber muß man geboren sein!"

Nach einer Überlieferung erhielt vor fast zweitausend Jahren in China ein Koch, der eine Soße nicht richtig abschmeckte, eine im Strafkodex genau festgelegte Anzahl von Bambushieben auf den Allerwertesten. Auf unsere Zeit übertragen hieße das, daß ein bambusstockbewehrter Vollstrecker einer derartigen Strafe oftmals von Küche zu Küche rennen müßte!

Der wohl größte Lustspieldichter der Antike, Aristophanes, machte die Geschmack„losigkeit" einiger Soßen seiner griechischen Heimat zur Grundlage einer Satire, und auch die Römer schwo-ren auf die guten Soßen. Augustus verdonnerte einen Koch dazu, sein miserabeles Erzeugnis solange selbst zu essen, bis ihm ein besseres gelang.

Der Leibkoch des französischen Königs Franz I., Robert, ist der Schöpfer der nach ihm benannten Soße, und der Haushofmeister Ludwigs XIV., Marquis de Béchamel, erfand die berühmte, noch heute seinen Namen tragende Soße.

Leider sind die Namen jener Küchenmeister und wahrhaften Kochkünstler verlorengegangen, die die besten Soßenrezepte erfanden, denn meistens wurden die schmackhaften Genüsse irgendwelchen „Damen und Herren vom Hohen Stande zugeeignet", wie es in einem Kochbuch aus dem Jahre 1720 heißt. So wurde die „Sauce Cumberland" dem Sohn des Königs von Braunschweig, der sich „Duke of Cumberland" nannte, „gewidmet" — — und auch die beliebte Worcester-Sauce trägt die Bezeichnung nach einer britischen Lordschaft, von der ein ausländischer Gesandter die Meinung vertrat: „Unbegreiflich, wie dieser Earl leben kann — — rund um ihn herum hundert verschiedene Sekten, aber nur eine einzige gute Soße!"

Auch Dichter haben Soßen besungen, und noch heute lernen die Schulkinder in Frankreich Ducerceaus Verse auf die scharfe Kräutersoße „Ravigote".

Es sei auch nicht die Mayonnaise vergessen, Grundlage vieler Soßen, die der Küchenmeister des Herzogs von Richelieu anläßlich der Eroberung von Port Mahon erstmals kredenzte; es sei an die Zwiebelsoße Soubise erinnert, einem Prinzen dieses Namens als Trostpflaster nach einem verlorenen Gefecht aufgetischt und nicht zuletzt die „Sauce Béarnaise", die allerdings ihren Namen nicht (wie vielfach angenommen) von der Hauptstadt der Schweiz, sondern von der alten merowingischen Grafschaft Bearn im Pyrenäenvorland hat.

Für alle Soßen aber gelten die Worte Brillat-Savarins: „Wer sie nie mit geschlossenen Augen auf der Zunge zergehenließ, kennt das zweitgrößte Glück auf Erden nicht . . ."

-rb-

Schonkost
Rührei, Spinat, Salzkartoffeln, Möhrensalat (gemischt)

Rezeptur für 10 Portionen	
Eier BB	20 Stück
Trinkvollmilch	300 ml
Margarine	80 g
Schnittlauch	20 g
Salz	
Spinat, frisch	2250 g
Margarine	60 g
Zwiebeln	125 g
Weizenmehl W 630	80 g
Trinkvollmilch	400 ml
Salz, Pfeffer, Muskat	
Kartoffeln, geschält	2000 g
Salz	
Möhren	800 g
Äpfel BB	400 g
Sellerie	300 g
Zitrone	2 Stück
Fruchtsirup	80 ml
wenig Salz	
Salatöl	30 ml
Petersilie	10 g
Weizenkeime	10 g

Ernährungsphysiologischer Wert je Portion	
Energiewert	725 kcal 3033 kJ
Eiweiß	30 g
Fett	27 g
Kohlenhydrate	86 g
Kalzium	420 mg
Vitamin B_1	0,72 mg
Vitamin C	70 mg

Gabelessen
Lauchreis mit gekochtem Schinken oder Kaßler — Formfleisch, Rhabarberkompott

Rezeptur für 10 Portionen	
Brühe	2000 ml
Reis	800 g
Tafelöl	100 ml
Zwiebeln	150 g
Kaßlerformfleisch	500 g
Porree	3000 g
Salz, Lorbeer	
Rhabarber	1000 g
Zucker	200 g
Zitronenschale	

Ernährungsphysiologischer Wert je Portion	
Energiewert	710 kcal 2970 kJ
Eiweiß	21 g
Fett	21 g
Kohlenhydrate	105 g
Kalzium	210 mg
Vitamin B_1	0,50 mg
Vitamin C	26 mg

Suppentopf
Kohlsuppe (russisch) mit Brot, Grießflammeri mit Fruchtsirup

Rezeptur für 10 Portionen	
Rindersuppenfleisch	1000 g
Wurzelgemüse	
Salz, Lorbeerblatt, Piment, Nelke	
Margarine	50 g
Zwiebeln	150 g
Weißkohl	2500 g
Kartoffeln, geschält	1500 g
Salz, Pfeffer	
Tomaten	500 g
Petersilie	20 g
Wiezen-Vollkornbrot	500 g
Trinkvollmilch	1250 ml
Zucker	100 g
wenig Salz	
Grieß	120 g
Vollsoja	25 g
Vanillepuddingpulver	20 g
Fruchtsirup	150 ml

Ernährungsphysiologischer Wert je Portion	
Energiewert	770 kcal 3220 kJ
Eiweiß	29 g
Fett	27 g
Kohlenhydrate	96 g
Kalzium	350 mg
Vitamin B_1	0,53 mg
Vitamin C	50 mg

Quarkgericht
Jägersuppe, Meerrettichquark mit Schinken, Salzkartoffeln, Gurkensalat (spanische Art)

Rezeptur für 10 Portionen	
Wildknochen	300 g
Wurzelgemüse	100 g
Salz, Lorbeer, Thymian	
Linsen	200 g
Margarine	60 g
Weizenmehl W 630	50 g
Zwiebeln	50 g
Pilze, getrocknet	30 g
Salz, Pfeffer, wenig Rotwein	
Speisequark	1500 g
Trinkvollmilch	500 ml
Schinken, gekocht (oder Pökelfleisch)	400 g
Salz	
Meerrettich	80 g
Schnittlauch	20 g
Kartoffeln, geschält	2000 g
Salz	
Salatgurke	500 g
Deli-Gurke	300 g
Tomaten	300 g
Zwiebeln	50 g
Salz, Pfeffer, Essig, Zucker	
Mayonnaise (83%)	80 g
Schnittlauch	10 g

Ernährungsphysiologischer Wert je Portion	
Energiewert	680 kcal 2845 kJ
Eiweiß	46 g
Fett	23 g
Kohlenhydrate	68 g
Kalzium	290 mg
Vitamin B_1	0,65 mg
Vitamin C	28 mg

Zubereitungsanleitung

Feine Zwiebelwürfel im Öl anschwitzen, den gewürfelten Kaßler oder Kochschinken mit andünsten und den in 1 bis 2 cm lange Stücke geschnittenen Porree zugeben. Dann Brühe auffüllen, aufkochen, den Reis einstreuen, würzen und alles gemeinsam garen.

Den vorbereiteten Rhabarber in kochende Zuckerlösung geben und nur kurz ankochen.

Zubereitungsanleitung

Ausgeschlagene Eier, Milch und Schnittlauch miteinander verrühren, mit Salz würzen und in zerlaufener Margarine Rührei bereiten.

Den verlesenen, gewaschenen Spinat nur kurz brühen und hacken. Aus Margarine, feinen Zwiebelwürfeln und Mehl eine helle Schwitze bereiten, diese mit Milch glattrühren, den Spinat zugeben, gut durchkochen lassen und abschmecken.

Die geputzten Möhren und Sellerie fein raspeln und die Äpfel grob raspeln. Alles mischen, würzen und das Öl zugeben. Nach dem Anrichten gehackte Petersilie und Weizenkeime überstreuen.

Zubereitungsanleitung

Die gehackten Knochen mit dem Wurzelgemüse anbraten und eine braune Brühe kochen.

Die vorgequollenen Linsen im Einweichwasser garkochen, passieren und mit Brühe auffüllen. Die vorgequollenen Pilze mitkochen, mit brauner Mehlschwitze binden, die Suppe würzen und mit angeschwitzten Zwiebeln und evtl. etwas Rotwein fertigstellen.

Den Quark mit Milch und Meerrettich verrühren, würzen und den feinwürfligen Schinken unterrühren.

Gurkenscheiben und Tomatenspalten mischen, würzen und mit Schnittlauch und Mayonnaise fertigstellen.

Zubereitungsanleitung

Das Suppenfleisch mit Wurzelgemüse und Gewürzen garkochen, entbeinen und portionieren oder würfeln.

Zwiebelstreifen in Margarine und Brühefett anschwitzen, den in Blättchen geschnittenen Weißkohl darin etwas andünsten, Brühe auffüllen, die gewürfelten Kartoffeln zugeben und alles etwa 10 min kochen. Dann das evtl. gewürfelte Fleisch und die durch kurzes Brühen abgezogenen, ebenfalls gewürfelten Tomaten (ohne Kerne) kurz mit aufkochen und den Suppentopf noch garziehen lassen.

Milch mit Zucker und Salz aufkochen, den mit Vollsoja und Puddingpulver vermischten Grieß einlaufen lassen, kräftig durchkochen und wie üblich ausfüllen und erkaltet mit Fruchtsirup anrichten.

FSC
www.fsc.org
MIX
Papier | Fördert
gute Waldnutzung
FSC® C083411

Kolibri 360 GmbH
Ferdinand-Jühlke-Straße 7
99095 Erfurt, Deutschland
produktsicherheit@kolibri360.de